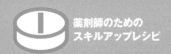

薬剤師のための
スキルアップレシピ

薬局の現場ですぐに役立つ

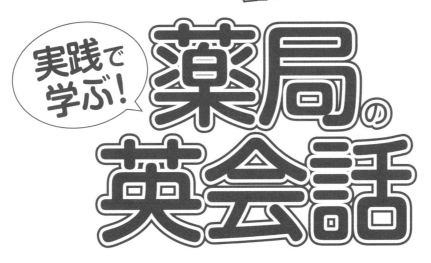

実践で学ぶ！ 薬局の英会話

井上さゆり　淺沼　晋 著

雑賀智也 監修

秀和システム

英語が薬剤師の可能性を広げる

　『実践で学ぶ！ 薬局の英会話』を手にとってくださり、ありがとうございます。本書に興味を持ってくださった方ならば、薬剤師にも英語力が求められる時代になったことを少なからず意識されているものと思います。そんなみなさんに、私自身の経験を少し語らせてください。

　私は、薬学部を卒業後、薬局薬剤師として勤務したのち、英語力を活かして外資系企業数社で働いてきました。どうやって英会話を習得したかというと、ほぼ独学です。学生時代、周りが日本語で英文法の勉強に時間を割く中、ひたすら教科書の文章や映画で聞き取った表現を丸暗記し、自力で英文を組み立てる練習を重ねました。そして気づいた時には、見た映画の感想から政治の話題まで外国人と語れるようになっていました。そう聞くと、もしかしたら私を要領のいい人間だと感じるかもしれません。しかし、私は決して出来のいい学生とはいえませんでした。人よりもエンジンがかかるまでの時間が長いというか、興味のないことに対して全く辛抱できない性格なので、何年も浪人し、さらに留年も経験しています。そんな、いわゆる"落ちこぼれ学生"だった私ですが、**英語の勉強だけは誰よりも力を入れて取り組んできました**。それは、**英語は必ず役立つツール**だと信じていたからです。自転車に乗れるようになれば遠くに行けるように、英語を話せるようになれば、世界中の人たちとコミュニケーションができます。それが私の目標でした。英語というツールを使って、生まれも人種も思想も違う人々と対等にコミュニケーションをとる自分をイメージし、コツコツと英語表現を覚えてきました。その目標がある程度達成できたと感じたとき、仕事の選択肢や人間関係の幅が目に見えて大きく広がったのを記憶しています。

　本書を手にとってくださったみなさんの中には、今以上の英語力を身につけることを目標としている人が多いのではないでしょうか。私が本書を執筆することにしたのは、自分自身の経験を活かして、実践的な英語力を習得したいという目標を持った薬剤師のみなさんの学習のお手伝いをし、英語でのコミュニケーショ

ンに自信を持ってもらいたいと考えたからです。落ちこぼれの私にできたのですから、真面目なみなさんなら飲み込みは早いはずです。外国人患者への対応は苦手だから得意な人に代わってもらうという他力本願の対応はもう終わりにし、グローバルに活躍する薬剤師になろうではありませんか。そんな思いから、語彙を蓄えては実践の繰り返しで英会話を習得してきた私自身の経験を踏まえ、本書には実践的な表現をたくさん盛り込みました。文中、どうしてもカタカナ読みでは通じにくい単語にだけ読み仮名を入れていますが、あまり気にすることはありません。発音が正しくなくても伝えたいという気持ちがあれば通じます。本書の表現を覚えていただければ、「聞ける」「わかる」から「話せる」までを体験していただけるはずです。

　2020年、世界はCOVID-19という未曽有の脅威にさらされ、これまでの価値観が一変しました。しかし、私はCOVID-19により世の中は以前より狭くなったと感じています。COVID-19が人類にもたらした恐怖と、感染防止のために余儀なくされた生活様式の変革は、地球上の各地で例外なく起きた非常事態です。ここまで世界が共通の危機感を持った有事なんて、人類史上初かもしれません。今後はきっと、"**What were you doing during the coronavirus pandemic?**"（コロナ禍のとき何をしていた？）、"**What troubled you the most?**"（何が一番大変だった？）という会話が、世界共通のホットなテーマになってくることでしょう。そうなったとき、ご自分の経験をご自分の言葉で語ってみてください。全世界の誰もが通過したことですから、共感は得られるはずですし、話も弾むことでしょう。

　最後に、本書を発刊するに当たり（ときに）無茶な要望を聞き入れてくださった秀和システムさん、本書の企画時に私に白羽の矢を立ててくれた旧友の淺沼さん、書籍執筆の経験のない私を優しく導いてくださった雑賀さん、また快くネイティブチェックを引き受けてくださったBenさんに、心から感謝いたします。

著者を代表して　井上 さゆり

本書発刊によせて

　本書は、『服薬指導のキホン』、『薬局業務のエッセンス』に続く、「薬剤師のためのスキルアップレシピ」シリーズ第3弾です。これまでは、薬局の実務的な内容を中心に取り上げてきました。今回は、実務的な内容から少し離れ、「薬局で使う英語」をテーマにしました。

　近年、日本は非常に速いペースで国際化が進んでいます。街で外国人を見かけるのは、日常的な光景になりました。この背景にあるのは、東京オリンピック・パラリンピック開催とも関連した、インバウンド観光促進を目指した政府の取り組みです。2016年に政府は「明日の日本を支える観光ビジョン」※を取りまとめ、以後、官民一丸となって観光促進に取り組んでいます。経済効果は観光だけに留まらず、あらゆる分野に波及します。いわゆる爆買いなどはその代表例でしょう。そして、医療も例外ではありません。医療ツーリズムの加速も相まって、多くの訪日外国人が病院を受診されています。

　調剤薬局でも、外国人患者さんと英語でコミュニケーションをとる機会は確実に増えています。しかし、残念ながら、英語に苦手意識を持つ薬剤師さんはとても多いようです。そして、英語の必要性を感じ、「英語を勉強しなきゃいけない」と口ぐちに話します。知人の薬剤師たちから「薬局で使える英語の本があったらいいのに」との声が多く聞こえてきました。英語の医療コミュニケーションを学ぶ本は、世にたくさん出ています。しかし、調剤薬局にフォーカスした書籍は、私が知る限りありません。国際化の流れに鑑みれば、薬剤師のスキルアップに英語力は必須です。本書は、東京オリンピック・パラリンピック開催が迫る中、著者の井上さん、浅沼さんを巻き込み急遽企画されました。

　シリーズを通してのテーマが「薬局の現場ですぐに役立つ」です。現場での使用を想定し、患者さんが来局し、服薬指導をして、お帰りになられるまでの流れの中で、「必要な英語は何か」を徹底的に議論しました。また、服薬指導シーンでは、調剤薬局に来られる患者さん像を、疾患や診療科で大きく分けて、具体例を挙げて紹介しました。また、文字ばかりの英語学習本は退屈です。まんがを随所に加えるなど、楽しんでもらえる工夫も凝らしました。本書を薬剤師の英語学習と、薬局での英語コミュニケーションに活用していただければ幸いです。

監修　雑賀智也

※明日の日本を支える観光ビジョン：http://www.kantei.go.jp/jp/singi/kanko_vision/pdf/honbun.pdf

4

実践で学ぶ！ 薬局の英会話

contents

chapter 1 薬局英語・総論

chapter 2 英語で受付

chapter 3 薬局英会話：内科編

chapter 4 薬局英会話：皮膚科編

chapter 5 薬局英会話：小児科編

chapter 6 薬局英会話：女性に多い症状・疾患編

chapter 7 薬局英会話：耳鼻咽喉科編

この本の登場人物

本書では、内容をより深く理解していただくために、様々なキャラクターが登場します。
薬局長（淺沼先生）と生徒役の新人薬剤師・花子さん、
そして本書では、英語の講師役として井上薬剤師が登場します。

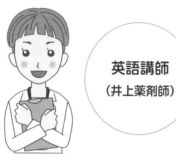

英語講師
（井上薬剤師）

「世界中の人と腹を割って話がしたい」という思いから独学で英語を学んだ努力家の薬剤師。ファッションには強いこだわりを持つ。薬局長の淺沼先生とは学生時代からの付き合い。

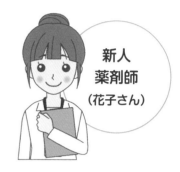

新人
薬剤師
（花子さん）

6年制の薬科大卒後1年目。仕事には少しずつ慣れてきましたが、患者さんへの対応で迷うことも多いようです。真面目だけれどウッカリ屋さんの一面も。

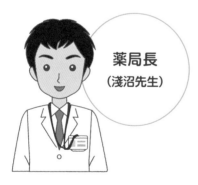

薬局長
（淺沼先生）

「何より患者さんのために」をモットーとする熱血漢。薬局長として、薬局を切り盛りするかたわらで、新人指導にも余念がありません。

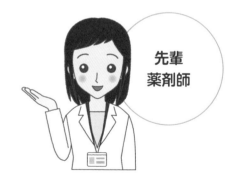

先輩
薬剤師

薬剤師歴5年。身近な先輩であり、新人薬剤師の指導役でもあります。

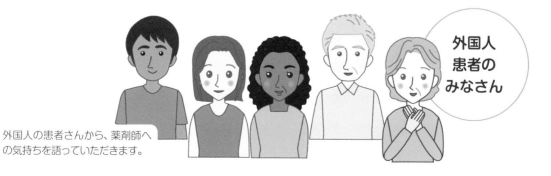

外国人
患者の
みなさん

外国人の患者さんから、薬剤師への気持ちを語っていただきます。

Introduction

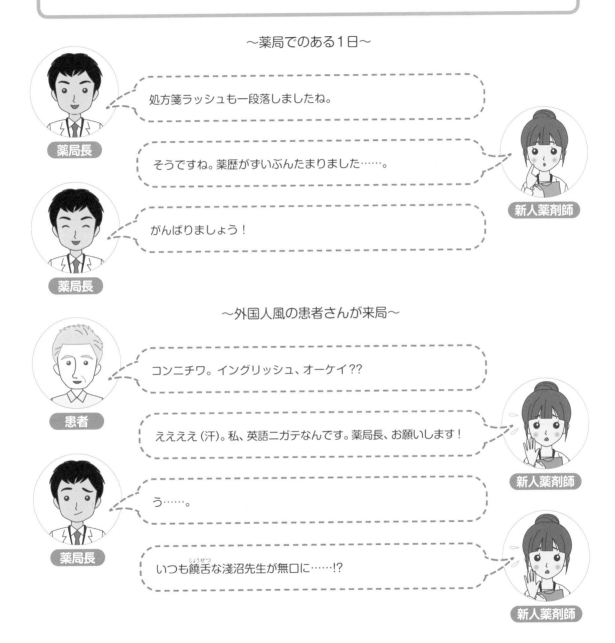

～薬局でのある1日～

薬局長: 処方箋ラッシュも一段落しましたね。

新人薬剤師: そうですね。薬歴がずいぶんたまりました……。

薬局長: がんばりましょう！

～外国人風の患者さんが来局～

患者: コンニチワ。イングリッシュ、オーケイ??

新人薬剤師: ええええ (汗)。私、英語ニガテなんです。薬局長、お願いします！

薬局長: う……。

新人薬剤師: いつも饒舌な淺沼先生が無口に……!?

9

～1人の女性薬剤師が颯爽と現る～

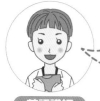

英語講師

お困りですか？ 任せてください！
Do you have a prescription? OK! Please take a seat and wait for a few moments.

患者

It's such a relief to speek about my medication in English. Thank you.

す、すごい……！

新人薬剤師

英語講師

これからは、薬局だって英語が必要な時代ですよ！

そのとおり！ ということで、本書では、薬局英語の専門家である井上先生をお招きし、「薬局で使う英語のノウハウ」を勉強していきますよ！ よろしくお願いします！

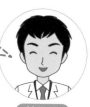

薬局長

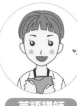

英語講師

Alright! Leave it up to me!

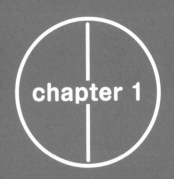

薬局英語・総論

薬局薬剤師はなぜ英語を学ぶ必要があるのでしょうか？
まずは薬局を取り巻くグローバル化の状況を見てみましょう。

薬局とは

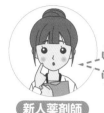

新人薬剤師

なぜ薬局で英語が必要なのでしょうか？

グローバル化の波は、医療機関にも来ていますよ！

英語講師

訪日外国人が増え、医療機関でも英語のニーズは高まる

これまで、薬局で働く薬剤師にとって、英語力を求められる機会は多くはありませんでした。しかし、この数年、日本を訪れる外国人は急増し、英語で服薬指導をする機会が増えてきました。

日本政府観光局の統計によれば、2012年では年間1000万人未満であった訪日外国人が、2018年では年間3000万人超と激増しています。東京オリンピックの開催を受けて、今後もさらに増加することが予想され、薬局における英語ニーズはますます高まると考えられます。

▼訪日外国人の推移

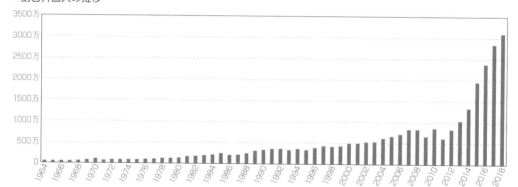

出所：日本政府観光局（JNTO）発表統計よりJTB総合研究所作成

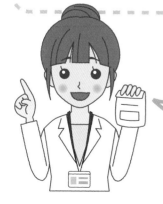

こんなにたくさんの外国人が来ているのですね。そういえば、外国人の患者さんがよく来られるようになりました。

新人薬剤師

本書を使った英語学習

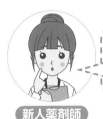

新人薬剤師

英語が大切だとわかったのですが、何年も英語の勉強をしていないので、どうしたらよいか……。

英語学習は、ゴールを決めることが大事です！

英語講師

英語学習のゴールを決める

「海外移住して、ネイティブと同等の語学力が身につくのは7歳まで」とする研究報告＊があります。この本を手にとられた方は、ほとんどが成人した薬剤師でしょう。成人してからの英語学習は、どんなに時間を費やしてもネイティブにはなれません。

しかし、ネイティブ並みの英語力を身に着けることが果たして重要なのでしょうか。世の中には、発音や文法は正確でなくても英語を武器に活躍している人たちがたくさんいます。

つまり、大切なのは、「何のために英語を勉強するか」をはっきりさせることです。「どのレベルの英語力を目指すか」「英語で何を伝えたいか」と言い換えることもできます。海外旅行したい、語学留学したい、外資系企業で働きたい、など色々な理由があると思います。それぞれで必要な英語力が違い、勉強の仕方も違ってくるのです。

●本書で目指せる目標

本書は「薬局で、英語で服薬指導をする」ことを目標にしています。薬局で服薬指導、という非常に絞り込んだ範囲に限定しているのは、成果を早く実感するためです。目標がクリアに具体化されているほど、達成しやすいでしょう。本書で薬局の現場で使いこなせる英語をぜひ身につけていただければと思います。

＊ Johnson, J. S. & Newport, E. L. (1989). Critical period effects in second language learning: The influence of maturational state on the acquisition of English as a second language. *Cognitive Psychology*, 21(1), 60–99.

実践的に学ぶ!

薬局では、処方箋の受付、調剤、服薬指導、会計という一連の流れがあります。本書は、実践的に学ぶためにも、この「薬局の現場での流れ」を重視した構成にしています。それぞれの時点で、必要な服薬指導のフレーズをすぐに導き出せるようにしています。さらに、薬局での英会話を強力にサポートする各種の巻末資料を用意しました。

巻末資料の「指さし英会話」は、よく使う英語表現を「指さし」でコミュニケーションできるように編集したものです（➡p.123参照、巻末資料❷）。

▼本書の構成

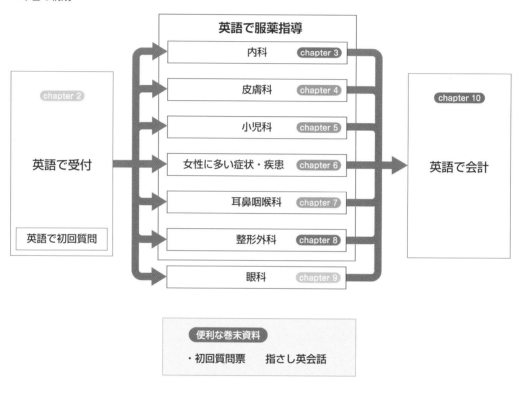

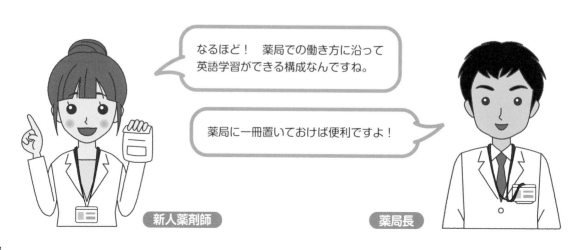

chapter 2

英語で受付

薬局の業務は、処方箋の受付から始まりますよね。

ここでは受付の際に必要な英語を確認します。

処方箋を持ってきた
患者さんに対して

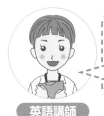

英語講師

では、まずは基本中の基本、受付から始めましょう。
患者さんが処方箋を持ってきた場面のコミュニケーション
例を見てみましょう。

よろしくお願いしまーす！

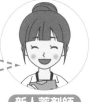

新人薬剤師

受付での確認事項

　外国人患者さんが来局されたとき、どのように声をかければよいのでしょう。普段、英語を話す環境にいないと、とっさの一言が出ないかもしれませんね。患者さんが来局されたら、受付でのコミュニケーションのポイントは主に次の5つです。それぞれ順を追って説明していきます。

❶日本語が話せるかを確認する（➡ p.17参照）
❷処方箋を預かる（➡ p.18参照）
❸健康保険証の有無を確認する（➡ p.18参照）
❹お薬手帳の有無を確認する（➡ p.20参照）
❺初回質問票の記入をお願いする（➡ p.22参照）

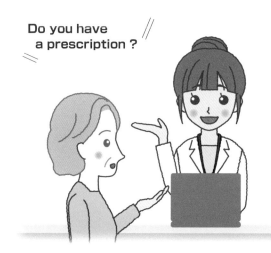

Do you have
a prescription ?

日本語が話せるかを確認することもマナー

　郷に入っては郷に従うというのも１つのマナーだと思います。まずは日本語で挨拶し、次に日本語を話せるかどうかを確認するようにしましょう。

> **会話例**
>
> 薬剤師　**こんにちは。Do you speak Japanese?**
> 　　　　こんにちは。日本語は話せますか？
> 患者　　**No, unfortunately not.**
> 　　　　いいえ。日本語は話せません。
> 薬剤師　**OK, I'll try to explain in English then.**
> 　　　　わかりました。では英語で説明しますね。

　相手の話している英語が聞き取れない場合は、紙に書いてもらうとわかりやすくなることもあります。その際は以下のようにお願いしてみましょう。

> **会話例**
>
> 薬剤師　**Excuse me, my English is not very good. Could you write it down?**
> 　　　　すみません、私は英語が得意ではないので、書いていただけますか？
> 患者　　**Sure.**
> 　　　　もちろんです。
> 薬剤師　**Thank you very much.**
> 　　　　ありがとうございます。

日本在住の外国人には、日本語を話せる人も多くいますしね。

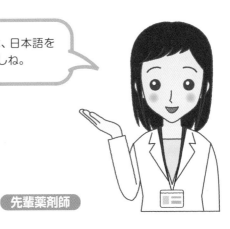

先輩薬剤師

処方箋を預かる

　挨拶をしたあとは処方箋をお預かりし、席でお待ちいただくよう案内します。

> **会話例**
>
> 薬剤師　**Hello, how can I help you? Do you have a prescription?**
> 　　　　こんにちは。どうされましたか？　処方箋はお持ちですか？
>
> 患者　　**Yes, I do. Here you go.**
> 　　　　はい。これです。
>
> 薬剤師　**Thank you. Please take a seat and wait until your name is called.**
> 　　　　ありがとうございます。座ってお待ちください。お名前をお呼びします。

健康保険証の有無を確認する

　日本在住で就労されている方は健康保険証をお持ちです。健康保険証の有無を確認します。お持ちの場合は、お預かりしますが、お持ちでない場合は、あとで持ってきてもらえるか確認しましょう。

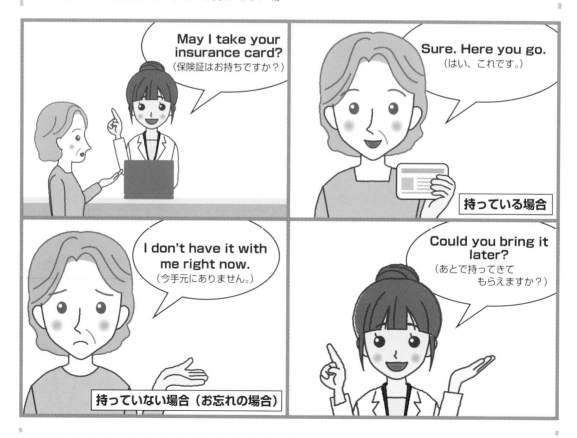

医療保険制度の違い

日本では、加入している健康保険の保険証を提示することで、一定の自己負担割合で医療を受けられます。これは、みなさんご存じのことでしょう。しかし、諸外国の公的医療保険制度は日本とは異なります。日本の医療制度について、簡単に説明したほうがよい場面もあると思います。その際は以下に示す厚生労働省の資料が参考になるでしょう。

会話例

患者　**What percentage of the bill would be covered by insurance?**
何%が保険でカバーされるんでしょうか？

薬剤師　**We charge you 30% (10%) of the total fees here.**
The rest will be covered by insurance.
30% (10%) をこちらでお支払いいただきます。それ以外は保険でカバーされます。

（保険証を持っていない場合）

薬剤師　**You need to cover all the costs when you are not insured.**
保険に入っていない場合は、全額を支払う必要があります。

▼An Outline of the Japanese Medical System (厚生労働省HPより抜粋)

- Our country has realized the world's highest level of life expectancy and healthcare standards through the universal health insurance coverage system.
- It is necessary to ensure a safe and secure living of the citizens continuously by firmly maintaining the universal health insurance coverage with the current social insurance system.

[Characteristics of Japanese universal health insurance coverage system]
1. Covering all citizens by public medical insurance
   (In the U.S., about 18 million people are expected to be uninsured after health insurance reform by the Obama administration.)
2. Freedom of choice of medical institution (free access)
3. High-quality medical services with low costs
   (In the U.S., medical expenses per person are more than double those in Japan. In case of the elderly in Japan, the amount paid at a medical institution is about 40,000 yen if he or she receives 10 million yen of medical services per month.)
4. Based on the social insurance system, spending the public subsidy to maintain the universal health insurance coverage

---

●Proportion of the burden of national medical expenses in Japan (by resource)(FY2009)

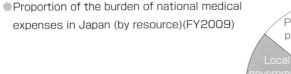
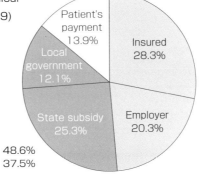

Patient's payment 13.9%
Insured 28.3%
Local government 12.1%
State subsidy 25.3%
Employer 20.3%

☐ Insurance premium　48.6%
■ Public subsidy　37.5%

https://www.mhlw.go.jp/bunya/iryouhoken/iryouhoken01/dl/01_eng.pdf

お薬手帳の有無を確認する

　長く日本で生活している外国人患者さんは、お薬手帳を持っていることがあります。お薬手帳の有無を確認しましょう。

　お薬手帳をお持ちでない場合には、お薬手帳について説明する必要があります。ただ、「お薬手帳」に当たるものは海外にはないので、説明が難しいところです。観光客に説明をする必要はないように思いますので、ここでは、日本在住の患者さん向けの説明を見てみましょう。

会話例

薬剤師 **Do you have a medicine notebook which enables you to keep your medication record? It also helps us prevent an overdose and unsafe interactions of different medicines.**
お薬手帳はお持ちですか？
お薬手帳は薬の記録を保存し、薬の過剰摂取や相互作用の防止に利用されます。
Maybe in your country prescriptions are managed by a connected database to prevent harmful interactions. But in Japan, we track this by the medicine notebook.
ご出身国では共通のデータベースで相互作用のコントロールがなされていたかもしれませんが、日本ではこのような形で管理をしています。

患者 **How much do you charge for that?**
いくらお金がかかりますか？

薬剤師 **We offer the notebook for free.**
お薬手帳は無料でお渡ししています。

患者 **OK, I should take it then.**
わかりました。それならお願いします。

お薬手帳は日本独自なのですね！

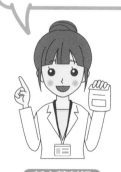

新人薬剤師

そうなんです。ですので、実物を見せながら説明するとよいでしょう。
会話例ではお薬手帳を"medicine notebook"と紹介しましたが、完全にマッチする英語はありません。処方薬を記録するためのものですので、**prescription record**や**prescription note**などの表現も可能です。ほかの薬局でもらっている場合もあるので、**"Maybe when you went to another pharmacy they gave you this small notebook?"**（他の薬局でこのようなお薬手帳をもらっていませんか？）と聞くのもいいかもしれません。

英語講師

OTC薬の案内、受診勧奨

　患者さんが処方箋を持っていない場合は、患者さんの症状に応じたOTC薬を紹介し、症状によっては受診を勧める必要があります。たとえば、以下のように質問してみましょう。

> **会話例**
>
> 薬剤師 ❶ **What kind of symptoms do you have?**
> 　　　どのような症状でお困りですか？
>
> 　　　❷ **Do you have a fever, a runny nose, or a sore throat?**
> 　　　熱はありますか？ 鼻水やのどの痛みはありますか？
>
> 　　　❸ **What kind of pain do you have?**
> 　　　どんなふうに痛みますか？
>
> 患者 **I have a fever, 38℃. I don't have a sore throat, but I have congestion. I think I need ibuprofen.**
> 熱が38℃あります。のどの痛みはありませんが、鼻づまりがあります。イブプロフェンをください。

　症状に合わせたOTC薬を案内してみましょう。海外、特に欧米の方は「頭痛ならイブプロフェン」「アレルギーならロラタジン」など、成分名と適応症を一致させて認識していることが多いので、成分名で薬を伝えてくる可能性があります。ちなみに、アセトアミノフェンは北米では**Tylenol**、ヨーロッパでは**Paracetamol**の商品名で親しまれています。

> **会話例**
>
> 薬剤師 **This is a fever reducing medicine. / I can recommend you this fever reducing medicine.**
> これは解熱剤です。/ この解熱剤がおすすめです。

● **押さえておこう！　重要単語**

painkiller：痛み止め	**cough medicine**：咳止め
anti-itch medicine：かゆみ止め	**antidiarrheal**：下痢止め
digestive aid：消化剤	**stomach medicine**：健胃剤

　熱が高い場合にはインフルエンザのような、OTC薬では対処できない疾患である可能性が考えられるため、受診をお勧めしましょう。

> **会話例**
>
> 薬剤師 **Well, we can give you some medicine here but we strongly recommend you to go see a doctor just in case.**
> そうですね。いくつかお薬はあるのですが、念のため受診することをお勧めします。

初回質問票の説明をする

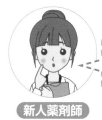

新人薬剤師
初回質問票は英語版があるので、それを渡して書いてもらっています。

英語講師
質問されることもありますよね。
英語で説明できるように練習しましょう！

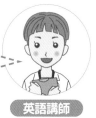

初回質問票の記入をお願いする

初来局の患者さんには、初回質問票の記入をお願いするでしょう。以下の会話例では、まず「初めてかどうか」を確認し、初来局であれば初回質問票（英訳されたもの）への記入を促します。

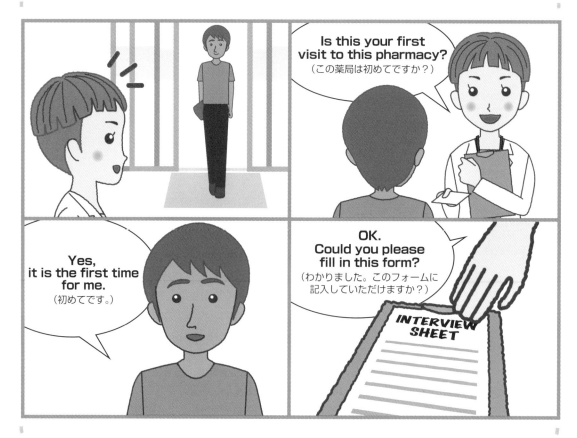

初回質問票（英語版）の例

　多くの薬局では、英訳された初回質問票を用意していると思います。以下に初回質問票（英語版）の例を示します。本書の巻末に同じ初回質問票を添付したので、コピーするなどして利用していただければと思います（➡p.122参照、巻末資料❶）。

▼初回質問票（英語版）

Interview Sheet

(Month/ Date/ Year :　　/　　/　　)

Please fill this form in order for you to take medicine safely and effectively.

First Name :　　　　　　　　　Date of Birth : (Month　　/Date　　/Year　　)

Post Code

Address :　　　　　　　　　　Phone Number :

① Have you ever had allergic reactions to specific medicines or food?
　Medicine　(Yes　Name of the medicine :　　　　　　　　　　　　　　/ No)
　Food　　　(Yes　What kind :　　　　　　　　　　　　　　　　　　/ No)
　＊If yes, what kind of symptoms did you have?
　1. rash　　　　　2. dry mouth　　　3. constipation　　4. diarrhea　　5. drowsiness
　6. headache　　　7. stomachache　　8. nausea　　　　9. difficulty breathing
　10. other (　　　　　　　　　　　　　　　　　)

② Have you ever been diagnosed with any of the following diseases?
　1. asthma　　　　2. atopy　　　　　3. anemia　　　　4. rhinitis　　5. glaucoma
　6. high blood pressure　　　　7. diabetes　　　8. kidney disorder
　9. hepatic disorder　　　　　10. duodenal ulcer
　11. other (　　　　　　　　　　　　　　　)　　12. N/A

③ Are you currently visiting other doctors regularly?
　(Yes　Which clinic :　　　　　　　　　　　　　　　　　　　　　/ No)

④ Are you currently taking any medicine (include external medicine, prescribed, and OTC)?
　(Yes　Name of the medicine :　　　　　　　　　　　　　　　　　/ No)

⑤ Please select from below what describes your daily life tendencies.
　1. gastrasthenia　　　　2. insomnia　　3. constipation　　　4. diarrhea
　5. cold constitution　　　6. irritated skin
　7. other (　　　　　　　　　　　　)　　8. N/A

⑥ Do you have an allergy for anything listed below?
　1. egg　　　2. milk　　3. dust mites　　4. house dust　　5. fungus　　6. metal
　7. pollen　　8. other (　　　　　　　　　　　　　　)　　9. N/A

⑦ Please select any that apply to your lifestyle from below.
　1. drive cars or ride motorbikes　　2. irregular sleep
　3. have a risky occupation (work in high places/ use machines, etc.)
　4. irregular meal　5. N/A

⑧ Do you drink alcohol?　　　　　　　⑨ Do you smoke?
　(Yes [everyday ・ sometimes] / No)　　(Yes [How many a day? :　　] / No)

⑩ Would you prefer generic medication?
(Yes / No)

【For female patients only】

⑪ Are you pregnant or possibly pregnant?
　(Yes [Due date :　　　　year/　　month　　] / No)

⑫ Are you breast-feeding?
　(Yes [Delivery date :　　　year/　　month　　] / No)

⑬ Please feel free to ask anything.

（　　　　　　　　　　　　　　　　　　　　　　　　　　　）

＊The personal information will not be used for any purposes other than to help patients take medication safely, effectively and appropriately.

初回質問票の記入の仕方を説明する

　患者さんの既往歴、アレルギーの有無、服用薬をヒアリングすることは薬局薬剤師にとってとても重要です。外国から来られた患者さんには、以下の会話例で示すように、初回質問票の意図を説明し、きちんと情報を聞き出せるようにしましょう。

> **会話例**
>
> 患者　Do I really need to fill this in because I'm just visiting here for a few weeks?
> 数週間しか滞在しないのに記入する必要がありますか？
>
> 薬剤師　Yes, you do. This information is necessary for us to give you your medicine safely and effectively.
> 必要です。安全かつ有効にお薬を服用していただくために必要な情報となります。
>
> 患者　I understand. Should I put my home address in my country?
> わかりました。住所は自国の住所でいいのでしょうか？
>
> 薬剤師　That's fine but we prefer your hotel address just in case we need to contact you during your stay.
> それでも構いませんが、万一のときに連絡がとれるよう、滞在先のホテルの住所を記入してください。

食事やお薬で普段と異なる症状が現れたことがあるか

　それでは、初回質問票の内容を個別に見ていきます。質問①は、これまで食事やお薬で、普段と違う症状が現れたかどうかを尋ねる質問です。Yesの場合には、医薬品名や食品名を記入していただき、どのような症状であったかを選んでもらいます。初回質問票には服薬指導に使える重要語句がありますので、意味を押さえておきましょう。

▼初回質問票より抜粋（質問①）

> ①Have you ever had allergic reactions to specific medicines or food?
> Medicine　（Yes　Name of the medicine：　　　　　　　　　　　　　　　　　／ No ）
> Food　　　（Yes　What kind：　　　　　　　　　　　　　　　　　　　　　／ No ）
> ＊If yes, what kind of symptoms did you have?
> 1. rash　　　　　2. dry mouth　　　3. constipation　　4. diarrhea　　5. drowsiness
> 6. headache　　7. stomachache　　8. nausea　　　　　9. difficulty breathing
> 10. other（　　　　　　　　　　　　　　　　　　　　　　　　）

●押さえておこう！　重要単語

rash：発疹　　　　　　　**dry mouth**：口渇　　　　　　**constipation**：便秘

diarrhea：下痢　　　　　**drowsiness**：眠気　　　　　　**headache**：頭痛

stomachache：胃痛　　　**nausea**：吐き気　　　　　　　**difficulty breathing**：息苦しさ

既往歴はどうか

質問②は、過去に診断された既往疾患を尋ねる
質問です。

▼初回質問票より抜粋 (質問②)

②**Have you ever been diagnosed with any of the following diseases?**
  1. asthma   2. atopy   3. anemia   4. rhinitis   5. glaucoma
  6. high blood pressure   7. diabetes   8. kidney disorder
  9. hepatic disorder   10. duodenal ulcer
  11. other (   )   12. N/A

● 押さえておこう！　**重要単語**

asthma：喘息（ぜんそく）　　　　**atopy**：アトピー　　　　**anemia**：貧血

rhinitis：鼻炎　　　　**glaucoma**：緑内障

high blood pressure：高血圧　　　　**diabetes**：糖尿病

kidney disorder：腎疾患　　　　**hepatic disorder**：肝疾患

gastric and duodenal ulcer：胃・十二指腸潰瘍

他院受診の有無と併用薬

質問③は他院への受診の有無を、質問④は併用
薬の服用状況を尋ねる質問です。

▼初回質問票より抜粋 (質問③、④)

③**Are you currently visiting other doctors regularly?**
  (Yes   Which clinic :   / No)
④**Are you currently taking any medicine (include external medicine, prescribed, and OTC)?**
  (Yes   Name of the medicine :   / No)

体質とアレルギーを確認

質問⑤は体質を、質問⑥はどんなアレルギーが
あるかを尋ねる質問です。

▼初回質問票より抜粋 (質問⑤、⑥)

⑤ **Please select from below what describes your daily life tendencies.**
　1. gastrasthenia　　　2. insomnia　3. constipation　　　4. diarrhea
　5. cold constitution　6. irritated skin
　7. other (　　　　　　　　　　　　　　　　) 　8. N/A
⑥ **Do you have allergy for anything listed below?**
　1. egg　　　2. milk　3. dust mites　4. house dust　5. fungus　　6. metal
　7. pollen　8. other (　　　　　　　　　　　　) 　9. N/A

● 押さえておこう！　重要単語

gastrasthenia：胃弱　　　　**insomnia**：不眠　　　　　**constipation**：便秘

diarrhea：下痢　　　　**cold constitution**：冷え症　　**irritated skin**：かぶれやすい

dust mite：ダニ　　　　**fungus**：カビ　　　　**pollen**：花粉

飲酒・喫煙を含むライフスタイルを確認

質問⑦は自動車の運転をするか、危険な仕事に
従事しているか等のライフスタイルに関する質問
です。質問⑧は飲酒、質問⑨は喫煙に関する質問
です。

▼初回質問票より抜粋 (質問⑦、⑧、⑨)

⑦ **Please select any that apply to your lifestyle from below.**
　1. drive cars or ride motorbikes　　2. irregular sleep
　3. have a risky occupation (work in high places/ use machines, etc.)
　4. irregular meal　5. N/A
⑧ **Do you drink alcohol?**　　　　　　⑨ **Do you smoke?**
　(Yes [everyday ・ sometimes] / No)　　(Yes [How many a day? :　　　] / No)

● 押さえておこう！　重要単語

irregular sleep：睡眠が不規則　　　　**irregular meal**：食事時間が不規則

have a risky occupation：危険を伴う仕事への従事

ジェネリック医薬品の希望を確認

質問⑩は、ジェネリック医薬品を希望するかどうかを確認する質問です。先述したとおりですが、欧米の人は自分の服用する薬について最低限の知識を持っていることが多いです。よって、ジェネリック医薬品の何たるかをほとんどの人が認識しています。ジェネリック医薬品について尋ねられた場合の回答例を以下に紹介します。

▼初回質問票より抜粋 (質問⑩)

⑩ Would you prefer generic medication?
(Yes / No)

【会話例】

薬剤師　**A generic medicine is a medication that has exactly the same active ingredient as a drug that was originally protected by chemical patents. When a patent expires, other manufactures can start selling a generic version of the original drug at a cheaper price.**
ジェネリック医薬品は、先発品というオリジナルの製品と全く同じ有効成分を持った医薬品です。先に販売されたオリジナル製品の特許が切れると、他社がジェネリック医薬品をより安価に販売することが可能になります。

患者　**I understand. So can I assume that generic is exactly the same as the original one?**
わかりました。ジェネリック医薬品はオリジナルと全く同一であると考えていいのでしょうか？

薬剤師　**No, not exactly the same. Even if the active ingredient is the same, generic drugs may contain different additives from the original one. However, as long as the active ingredient is the same, generic has the same effect as the original.**
必ずしも全く同一ではありません。添加物は異なる場合があります。とはいえ、有効成分が同じなので効果も同等です。

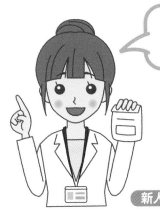

オーソライズドジェネリック (AG) の場合はどのように説明すればいいでしょう？

新人薬剤師

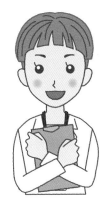

次のように説明してみましょう。

英語講師

オーソライズドジェネリック

　ジェネリック医薬品の中には、オーソライズド
ジェネリック（AG）というものもありますね。中
には、通常のジェネリックとの違いを質問する患
者さんもいらっしゃいます。以下のように説明す
るとよいでしょう。

> **会話例**
>
> 患者　What's the difference between normal generic and authorized generic?
>
> 通常のジェネリック医薬品とオーソライズドジェネリックの違いは何ですか？
>
> 薬剤師　Authorized generic is a kind of generic which has not only the same active ingredient as the original one, but also additives and manufacturing processes. It is called AG because it is authorized by the original maker.
>
> オーソライズドジェネリックはジェネリック医薬品の一種で、有効成分だけでなく添加物や製法も先発品と同一なジェネリック医薬品です。先発品のメーカーから許可を得ているのでオーソライズドジェネリックという名称となっています。

妊娠・授乳について確認する

　質問⑪、⑫は、女性の患者さんに対し、妊娠・授
乳の有無を確認する項目です。妊婦さんには予定
日を、授乳婦さんには出産日を確認します。

▼初回質問票より抜粋（質問⑪、⑫）

【For female patients only】
⑪ Are you pregnant or possibly pregnant?
（ Yes [Due date :　　　year/　　month　　] / No ）
⑫ Are you breast-feeding?
（ Yes [Delivery date :　　　year/　　month　　] / No ）

● **押さえておこう！　重要単語**

be pregnant : 妊娠する　　　　　　　**breast-feed** : 授乳する

初回質問票の英語表現をマスターする

　「英語で服薬指導をできるようになりたい！　でも英語はニガテ。何から手をつければよいの……？」という方もいると思います。そのような方に私は、**まず初回質問票の英語表現から始めること**をお勧めしています。ご存じのとおり初回質問票には、薬剤師にとって服薬指導に必要な情報が集まっています。つまり、英語で服薬指導をする際に知っておくべき最低限の表現は、この英語版の初回質問票にまとめられています（もちろん、これだけで英語での服薬指導ができるわけではないのですが）。ここに記載された基本的な質問表現（"**Have you ever~**" "**Are you~**" "**Do you~**"など）や医療用語を覚えて使えるようになると、会話がスムーズに進み、自信をつけることができます。一度自信がつくと、次はこんなことも聞いてみたいと意欲が高まり、学習スピードが加速するはずです。苦手意識の強い人は、まず初回質問票の英語表現を覚えることから始めてみてください。

外国人とのコミュニケーションで気をつけること

　日本人は、コミュニケーションがうまくいかないときに照れ隠しに笑ったりしますよね。日本人同士なら、相手がばつが悪そうに笑っていたら、「あ、通じてないのかな？」って空気を読んで再度説明を試みたりするでしょう。でも、外国人相手にそういう忖度（そんたく）は通用しません。「笑わせるようなこと言ってないのに何で笑うんだ？」と不思議に思われてしまいます。下手をすると「馬鹿にしている」などと誤解を与えることにもなりかねません。

　わからないときは、"**I'm sorry but I don't understand.**"（すみません、わかりません）、"**Could you please repeat that again?**"（もう一度説明してくださいますか？）とはっきり伝えることが大切です。

服薬指導の手順と基本表現

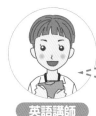

英語講師

それでは服薬指導の手順を概観し、その中で使える基本的な英語表現を見てみましょう！

服薬指導の手順を詳しく知りたい場合は、拙著『服薬指導のキホン』をお読みください！

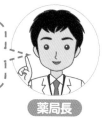

薬局長

服薬指導の手順

服薬指導は、一般的には次のような流れで進みます。基本情報を確認し、調剤が完了したら服薬指導を始めます。基本情報は、初回問診票や薬歴、お薬手帳から確認しますね。そこから得られない情報、たとえば診断名や主訴は、服薬指導のはじめに口頭で伺い、その後、処方薬について具体的に説明します。説明後にも、指導した内容が十分に伝わったか、疑問点はないか等を確認するため、コミュニケーションを十分にとります。それぞれの英語表現を確認していきましょう。

▼服薬指導までの業務の流れ

基本情報の確認
初回質問票、薬歴、お薬手帳

⬇

上記で得られない情報の確認
診断名や主訴の確認、治療の経過等

⬇

処方薬の説明
効能効果、用法用量、副作用、
生活上の注意、服用する上での注意等

⬇

説明後のコミュニケーション

初来局の患者さんの診断名や主訴を確認する

初来局の患者さんでは、以下の表現が使えるでしょう。また、巻末資料❷指さし英会話「1. 患者さんの訴えを確認する」(➡p.123参照)もご確認ください。

▼ 主訴確認のための質問例

- **What brings you here today? / Are you feeling unwell today?**
  今日はどうされましたか？
- **What seems to be the problem?**
  どこの具合が悪いのですか？
- **Where do you have pain?**
  どこが痛いですか？
- **What symptoms do you have?**
  どんな症状がありますか？
- **Do you have a fever?**
  熱はありますか？

▼ 主な主訴の英語表現

患者の主観的訴え	**painful**：痛い **trouble breathing**：息苦しい **feverish**：熱っぽい	**itchy**：かゆい **feel dizzy**：くらくらする、めまいがする
内科一般	**bleeding**：出血している **coughing**：咳が出ている **nauseous**：吐き気 **anemia**：貧血	**runny nose**：鼻水 **get chills**：悪寒がする **throwing up**：嘔吐している
消化器	**loose bowels / diarrhea**：おなかが緩い／下痢 **vomiting of blood / hematemesis**：吐血 **melena**：下血 **upset stomach**：胃もたれ	**stomachache**：胃痛 **constipation**：便秘
眼	**mucus coming out of my eyes / eye mucus / sleep dust / eye boogers**：目やに **dry eyes**：ドライアイ　　**blood shot eyes / hyperemia**：充血	
耳	**hearing difficulty**：難聴	**middle ear infection**：中耳炎
皮膚	**hives**：蕁麻疹 **athlete's foot**：水虫 **burn**：やけど	**pimple**：にきび **lump**：しこり
整形	**stiff shoulders**：肩こり	**broken bone / fracture**：骨折
神経	**insomnia**：不眠 **paralyzed**：麻痺	**neuralgia**：神経痛
体調	**pregnant**：妊娠している	**breast-feeding**：授乳している

※より詳しい表現については診療科別のchapterを参照してください。

効能・効果と剤形を伝える

　続いて、個別のお薬の効能・効果と、剤形を説明します。似た形状の薬剤が複数処方されている場合には、色などを説明に加えるとよりわかりやすいです。

▼主な効能・効果と剤形の説明

- **These tablets are painkillers.**
  これらの錠剤は、痛み止めです。
- **These capsules are stomach medicine.**
  これらのカプセル剤は胃薬です。
- **This powder is an antibiotic.**
  この散剤は抗菌薬です。
- **This syrup / liquid is a cough medicine.**
  このシロップ／液剤は咳止めです。
- **This powder is an intestinal medicine.**
  この散剤は整腸剤です。
- **These yellow tablets are vitamin C supplements.**
  これらの黄色い錠剤はビタミンC剤です。
- **This inhalant is used for asthma.**
  この吸入剤は喘息に用います。
- **This compress relieves back pain.**
  この湿布は腰の痛みをやわらげます。
- **This cream is used for moisturizing.**
  このクリームは保湿に用います。
- **This ointment is an anti-itch medicine.**
  この軟膏はかゆみ止めです。
- **This eye drop is used for cataracts.**
  この点眼薬は白内障に用います。

内服薬の用法・用量の説明

　続いては、用法・用量の説明です。内服薬であれば、1日の服用回数、服用タイミング、服用する期間を説明します。

▼内服薬の用法・用量の説明

服用回数	**once a day**：1日1回　　**twice a day**：1日2回 **three times a day**：1日3回
服用タイミング	**before / after breakfast and dinner**：朝夕食前／食後 **before / after every meal**：毎食前／食後 **between meals / 2-3 hours after meals**：食間 **before bedtime**：就寝前　　　　**when necessary**：頓服 **every ○○ hours**：○○時間おき　**with meals**：食事と一緒に
投与期間	・**Please take this medicine for ○○days.** 　このお薬は○○日間服用してください。 ・**Please finish taking this medicine even if you start to feel better.** 　このお薬は必ず飲み切ってください。
投与量	・**You can double the dosage as needed.** 　必要に応じて、2倍に増量してください。

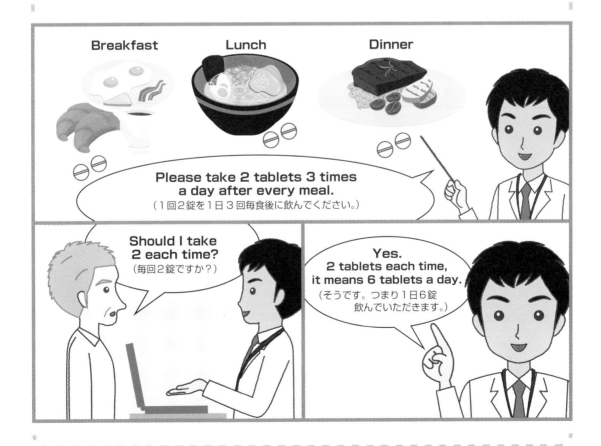

内服薬以外の用法・用量の説明

内服薬以外の用法・用量の説明の例を以下に示します。

▼その他の剤形の用法・用量の説明

軟膏・クリーム	• This is an anti-itch medicine. Apply this where it itches. かゆみ止めです。かゆいところに塗付してください。 • Apply a decent amount on the affected area twice a day. 1日2回、患部に十分に塗ってください。
点眼・点耳	• Take off the contact lenses before applying eye drops. コンタクトレンズを外して点眼してください。 • Apply one drop each time to both eyes / right eye / left eye three times a day. One drop for each time is enough. 1回1滴、1日3回、両目/右目/左目に点眼してください。点眼は毎回1滴で十分です。 • Apply four drops each time to the right / left ear twice a day. 1回4滴、1日2回、右耳/左耳に点耳してください。
点鼻	• Use those nose drops once a day. 1日1回点鼻してください。 • Two sprays to each nostril. それぞれの鼻の穴に2回プッシュしてください。
舌下錠	• This is a sublingual tablet. Do not swallow it. Put it under your tongue and let it melt for a while to absorb through the gums. このお薬は、舌の下にある粘膜から吸収させるため、飲み込まずに舌の下に錠剤を置いてしばらく溶かしてください。
徐放錠	• This is a sustained release drug and coated by specific material. Please take it without crushing it with your teeth. このお薬は、効果を持続させるため、コーティングがなされています。噛まずに服用してください。

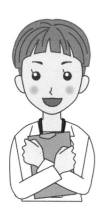

自己判断で中止してはいけない薬では、"Please finish taking this medicine even if you feel better in the middle. If you stop early, there is a risk symptoms will return." (症状がよくなっても、最後まで服用してください。自己判断で止めると症状がぶり返す場合があります)と伝えます。

英語講師

副作用についての説明

　続いて服薬指導で必要なのが、副作用に関する説明です。よくある副作用を英語で説明ができるようにしておきましょう。

▼主な副作用の説明

- This medicine may cause drowsiness. Please avoid driving or operating hazardous machinery which requires concentration.
  副作用として眠気が出ることがあります。運転や危険が伴う機械操作などは避けてください。
- This medicine may harm your stomach. Please take it after a light meal or with lots of water.
  胃を荒らすことがあります。軽く何か食べたあとか、多めの水で服用してください。
- Take glucose when you have low blood sugar.
  低血糖症状が起きた場合は、ブドウ糖を摂取してください。
- Vitamin B tablets may change the color of your urine, but you don't need to worry about it. It is the color of the vitamin B itself.
  ビタミンBで尿の色が変わることがありますが、ビタミン自体の色によるものなので心配はいりません。
- You may see white particles in your stool, but they are parts of additives so there is no need to worry about it.
  便に白色の粒が混じることがありますが、これは賦形剤の一部であり心配はいりません。

気になる症状があった場合には、"Please stop taking this medicine and consult with a doctor or a pharmacist when you experience side effects." （薬の服用中に副作用が現れた場合には、服用を中止して医師または薬剤師に連絡してください）と伝えましょう。

英語講師

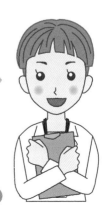

食品との相互作用の説明

　食品や飲み物で相互作用を起こすお薬についても説明する必要があります。たとえば、納豆と一緒にワルファリンを服用すると、ワルファリンの抗凝固作用が減弱しますね。グレープフルーツジュースに含まれるフラノクマリンは、薬物代謝酵素CYP3A4を阻害することがよく知られています。

▼主な飲食・相互作用の注意に関する説明

- Please do not drink grapefruit juice because it increases the risk of side effects.
  グレープフルーツジュースと一緒に服用すると副作用のリスクが上がるため、グレープフルーツジュースは避けてください。
- This medicine may decrease in efficacy when you take it with drinks with lots of minerals.
  ミネラル豊富な飲み物を摂取するとお薬の効果が減弱することがあります。
- This medicine may decrease in efficacy when you take some specific food which contains vitamin K.
  この薬は、ビタミンKを含む食事の摂取により効果が減弱します。
- Milk inhibits this medicine's absorption. Take it with water.
  この薬は、牛乳で服用すると吸収が妨げられます。水で服用してください。
- This medicine may increase in efficacy when you take it with alcohol. Please refrain from drinking alcohol for a while.
  お酒と一緒に服用すると薬の効果が強く現れすぎることがあります。飲酒は控えるようにお願いします。
- St. John's wort would increase this medicine's efficacy and you may experience side effects. Stop taking St. John's wort during medication.
  セント・ジョンズ・ワートというハーブと一緒に服用すると、薬の効果が強く現れすぎたり副作用が現れることがあります。治療中はセント・ジョンズ・ワートの使用を中断してください。

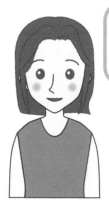

"I never realized that there were food or supplements that shouldn't be taken with certain medications."
（飲み合わせのよくない薬があるって知らなかったわ。）

患者さん

妊婦・授乳婦への説明

　妊婦への服薬指導では、薬剤感受性や薬物動態の変化、胎児への影響（特に催奇形性）を考慮した服薬指導をする必要があります。

▼妊娠・授乳に関する注意

- **This medicine passes through breastmilk. Please stop breast-feeding while you're taking this medicine.**
  このお薬は成分が母乳に移行します。授乳を避けてください。
- **Please inform the doctor or pharmacist if you are possibly pregnant.**
  妊娠の可能性がある場合には、医師・薬剤師にお伝えください。

医薬品の保管に関する説明の例

　保管方法を説明することも服薬指導に含まれます。代表的なものを覚えておくとよいでしょう。

▼保管に関する主な説明

- **Keep it in a dry and cool place and avoid sunshine.**
  直射日光を避け、なるべく湿気の少ない涼しいところに保管してください。
- **Keep it out of reach of children.**
  子どもの手の届かないところに保管してください。
- **Keep it in the refrigerator and be sure not to freeze it.**
  冷蔵庫に保管してください。その際は、凍結しないように注意してください。
- **Keep it at room temperature.**
  室温保存してください。

疑義照会が必要な場合の説明の例

処方内容によっては疑義照会を行うケースもあるでしょう。その場合、医師への確認が必要な旨を説明する必要があります。

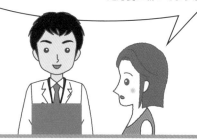

I asked the doctor to give me sleeping pills. Is it in the prescription?
（医師に睡眠薬を出してほしいと言ったのですが、処方箋に載ってますか？）

No, there are no sleeping pills.
（いいえ、睡眠薬は記載がありません。）

処方箋

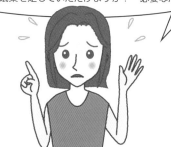

Could you please add some sleeping pills? I really need them.
（何か睡眠薬を足していただけますか？　必要なんです。）

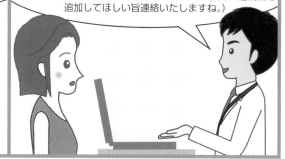

We are not allowed to change prescriptions. I will call the doctor to add some sleeping pills.
（我々には処方箋を変更する権限がないので、医師に睡眠薬を追加してほしい旨連絡いたしますね。）

会話例

薬剤師　According to your interview sheet, you're taking loratadine. Did you tell that to your doctor?
初回質問票にロラタジンを服用中と記入してありますが、医師には伝えましたか？

患者　No, I didn't.
いいえ、伝えていません。

薬剤師　I see. You're prescribed fexofenadine today which is also an anti-allergy medicine. It has the same effect as loratadine. May I ask the doctor to know when and how you should take fexofenadine?
そうですか。今回、ロラタジンと同じ抗アレルギー薬のフェキソフェナジンが処方されています。同じ作用の薬なので、飲み方の指示について医師に問い合わせをしてもいいですか？

患者　Yes, please.
はい、お願いします。

その他の英語表現

　コミュニケーションにおいては専門用語だけでなく日常会話も大切です。ここでは、会話中に使える便利な汎用性のある表現についていくつかご紹介します。

▼使える基本表現

Do you have~	「~を持っていますか？/~がありますか？」 • **Do you have an insurance card?** 　保険証はお持ちですか？ • **Do you have any questions?** 　何か質問はありますか？
Have you ever~	「今まで~がありましたか？」 • **Have you ever taken this medicine before?** 　このお薬を飲んだことはありますか？ • **Have you ever been diagnosed with hypertension?** 　これまで高血圧と診断されたことはありますか？
~too / ~as well	「~も」 • **I have both high blood pressure and diabetes. My father had them, too.** 　私は高血圧と糖尿病の両方を持っています。父もそうです。 • **I have allergies to house dust and pollen as well.** 　ハウスダストと花粉にもアレルギーがあります。
these days / recently	「最近」 • **I had a health check recently.** 　最近健康診断を受けました。 • **I don't have gouty attacks these days.** 　最近は痛風の発作は起きていません。

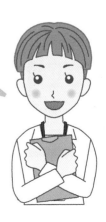

日常会話はコミュニケーションの基本です。ここで紹介した基本表現は、考えなくてもすっと言葉にできるように、しっかり身につけましょう。

英語講師

世間話もときには重要

日本人の患者さんとのコミュニケーションと同様、外国人の患者さんとも世間話 (small talk) ができると、信頼関係を築く手助けになるでしょう。特に、"**How are you?**" は、欧米ではどんな場面でも人と人とのコミュニケーションの最初に

必ずといっていいほど使われるフレーズです。患者さんから先に言われることもあると思います。その際には "**I'm fine, thank you.**" 以外にもレパートリーを増やしておくといいと思います。

▼日常会話の英語表現

挨拶	• Hello. My name is ○○○, I'm a pharmacist. How are you feeling today? こんにちは。私は薬剤師の○○○です。お加減いかがですか？ 　− I'm fine, thank you. How are you? 　　元気です。あなたは？ 　− I'm not feeling good. / I'm feeling unwell. 　　あまり気分がよくないです。/ 気分が悪いです。 　− Couldn't be better! 　　最高だよ！
天気	• It's very hot / cold today, isn't it? 今日はとても暑い / 寒いですね。 • Looks like it's going to rain soon. もうすぐ雨が降りそうですね。
仕事	• How's your work going?　Are you busy? お仕事どうですか？　忙しいですか？
別れ際	• Please take care of yourself. / Please look after yourself. お大事にどうぞ。 • Take care! お大事に！

Small talk is very important to build relationships!
（関係を築くのにちょっとした会話は重要です！）

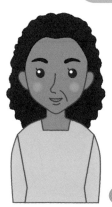

患者さん

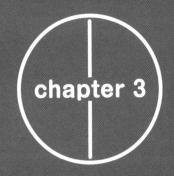

chapter 3

薬局英会話：内科編

ここでは、内科を受診した患者さんを想定した会話例を
いくつか紹介します。
冬はかぜやインフルエンザ、春先はアレルギーと診断された患者さんが
多く訪れることと思います。
実践的な表現をここで確認しましょう。

かぜ症状の英語を使いこなそう！

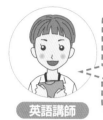

英語講師

内科における患者の主訴の多くが、かぜ症候群です。たとえば、頭痛や発熱、鼻炎などです。これらの症状を英語で自由に言い表すことができれば、英語力は格段にレベルアップします。

がんばります！

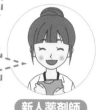

新人薬剤師

かぜ症候群の概要

かぜ症候群を改めて説明する必要はないかもしれませんが、簡単に説明すると、鼻腔から咽頭にかけての上気道感染症です。鼻炎、発熱、頭痛、のどの痛み・咳・痰など多様な症状がみられます。また、消化器症状（下痢や嘔吐等）を伴うことも

あります。消化器症状の英語表現は後述します（➡p.54参照）。服薬指導では、患者さんからのこれらの訴えを確実に聞き取ること、そして、薬の効能と用法を正しく伝えることが重要です。

頭痛がするときの表現

頭痛は**headache**ですね。しかし、表現は多様です。実際に患者さんは、様々な文脈で頭痛と

いう言葉を使うでしょう。患者さんが主訴で訴える表現をいくつか挙げてみました。

▼頭痛の英語表現

headache：頭痛
pain / ache：痛み
hurt / ache：痛む（動詞）

・I had a terrible headache when I woke up this morning.
　朝起きたときに、ひどい頭痛がしました。
・I have had a migrane for the last few days and aspirin doesn't work.
　この数日、偏頭痛がひどく、アスピリンを飲んでも治まりません。

- I have terribly stiff shoulders and that gives me a consistent headache.
  肩こりがひどく、頭痛が治まりません。
- My right temple is throbbing.
  右のこめかみが脈打つようにズキンズキンと痛みます。
- The back of my head has a piercing pain and I'm feeling sick to my stomach.
  後頭部がズキズキと痛み、吐き気がします。
- My headache becomes worse when the weather changes.
  天気の変わり目で、頭痛がひどくなります。
- I have this tight, intense pain.
  締め付けられるように痛みます。

発熱に関する表現

　熱は **fever** ですが、高熱、微熱など熱に関する表現も１つではありません。想定しうる患者さんの表現例を挙げてみます。

▼発熱の英語表現

fever：熱
feverish：熱っぽい

- I have a 37.6℃ fever.
  熱が37.6℃あります。
- I have a fever and feel pain in my joints all over my body.
  発熱し、体の節々が痛いです。
- I'm feeling a bit feverish.
  微熱があります。

37.6の小数点は "point" と発音します。

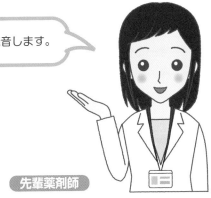

先輩薬剤師

鼻炎に関する表現

　鼻炎は医学的には**rhinitis**ですが、患者さんは
いろいろな表現で伝えてくるでしょう。いくつか
例を示します。

▼鼻炎の英語表現

nose：鼻 **nasal**：鼻の
・I have a runny nose. 　鼻水が出ます。 ・I have been diagnosed with sinusitis. 　<ruby>副鼻腔炎<rt>サイナサイティス</rt></ruby>と言われています。 ・I have sinus inflammation. 　<ruby>副鼻腔炎<rt>サイナス</rt></ruby>です。 ・I have nasal problems. 　鼻の調子が悪いです。

のどに関する表現

　のどの痛みは**sore throat**ですね。だけれど、
頭痛と同様、単純に単語のひとつ覚えでは実践で
使えません。たとえば**throat burns**（のどが焼
けるように痛い）などは、逆流性食道炎などで患
者さんから聞くことがあります。実践で使える文
例を挙げてみます。

▼のどに関する症状の英語表現

throat：のど
・I have a burning sensation in my throat. 　のどが焼けるようにひりひりします。 ・I have a sore throat. 　のどが痛いです。 ・My throat is swollen. 　咽頭が腫れています。 ・Something is irritating my throat. 　のどがイガイガします。 ・I have a stinging sensation in my throat. 　のどがチクチク痛みます。 ・There's inflammation in my throat. 　のどが炎症を起こしています。

- I feel pain when I swallow something.

   何かものを飲み込もうとするときにのどが痛みます。
- I have a sore throat and it is hard to swallow food.

   のどが痛く、食事をするのがつらいです。
- The doctor told me that my tonsil is swollen.

   医師に扁桃腺が腫れていると言われました。
- The doctor told me that I have a boil in my throat.

   のどにデキモノができていると言われました。
- My throat itches.

   のどが痛かゆく感じます。

▼咳や痰が出るときの表現

cough：咳

sputum / phlegm / spit：痰

- I have a cough.

   咳が出ます。
- I found blood in my phlegm.

   痰に血が混じっています。
- I have bloody phlegm.

   血痰が出ます。
- The doctor told me that my sticky yellow-green phlegm means that I have a bacterial infection.

   医師に、黄緑色のネバネバした痰が出ているので、細菌感染していると言われました。
- My sputum is clear and colorless.

   透明な痰が出ます。
- I'm coughing hard. / I have a consistent cough.

   咳がひどいです。
- I'm coughing and it's hard to breathe due to congestion.

   咳が出てむせこんで息苦しいです。
- I was diagnosed with pneumonia.

   肺炎と診断されました。
- I've been hoarse for a while.

   声がかれた状態が続いています。
- I had blood in my phlegm last night.

   昨晩、痰と一緒に血が出ました。
- I've been coughing for a month.

   １か月ほど咳が出て止まりません。
- I've been having a dry cough. No sputum comes up when coughing.

   乾いた咳が続いています。咳をしても痰は出ません。

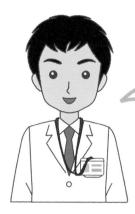

呼吸器に関する症状を訴える患者さんには、喫煙習慣を尋ねてみましょう。喫煙者には、症状が治まるまでは禁煙を勧めます。

薬局長

喫煙習慣は"**Do you smoke?**"と聞いてみましょう。禁煙を勧めるときは"**We strongly recommend you to try to stop smoking.**"です。「禁煙すべき！」と言い放つよりも、「禁煙を始めてみませんか？」くらいのニュアンスがいいと思います。禁煙外来を勧めてみるのもいいかもしれません。"**There are smoking cessation clinics which help you to stop smoking. Please take this voucher and think about it.**"（禁煙のお手伝いをする禁煙外来というのがあります。パンフレットをお渡しするので、考えてみてください。）

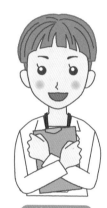

英語講師

英語で禁煙指導をするための資料は、米国CDCのサイトTips From Former Smokersが充実しています。下記のQRコードから確認してみてください。

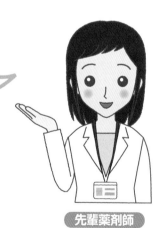

先輩薬剤師

かぜ患者さんとの英会話

では最後に会話例を見てみましょう。症状を聞き取り、服用方法と、注意点を説明します。

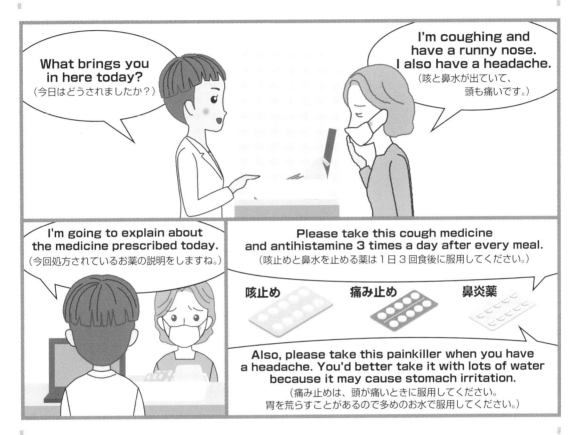

> **What brings you in here today?**
> （今日はどうされましたか？）

> **I'm coughing and have a runny nose. I also have a headache.**
> （咳と鼻水が出ていて、頭も痛いです。）

> **I'm going to explain about the medicine prescribed today.**
> （今回処方されているお薬の説明をしますね。）

> **Please take this cough medicine and antihistamine 3 times a day after every meal.**
> （咳止めと鼻水を止める薬は1日3回食後に服用してください。）

咳止め　　痛み止め　　鼻炎薬

> **Also, please take this painkiller when you have a headache. You'd better take it with lots of water because it may cause stomach irritation.**
> （痛み止めは、頭が痛いときに服用してください。胃を荒らすことがあるので多めのお水で服用してください。）

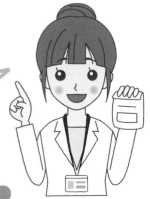

> お薬の用法・用量の表現については、chapter 2や指さし英会話も参照してみてください（➡p.33／132参照）。

新人薬剤師

抗インフルエンザ薬

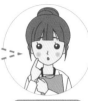

インフルエンザの患者さんに対する英語表現には、どんなものがありますか？

新人薬剤師

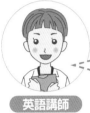

英語講師

基本的に用いる語彙は、かぜとほとんど同じでしょう。

インフルエンザでみられる症状と英語表現

インフルエンザでみられる症状は、かぜと同様に発熱とのどの痛み、咳、鼻汁などの上気道症状です。かぜと比べて、高熱の出る頻度は高く、全身倦怠感やときに関節痛などもみられます。前述の英語表現と併せて、インフルエンザで患者さんが話す英語表現を確認しましょう。

▼インフルエンザの英語表現

- I was diagnosed with influenza.
  インフルエンザと診断されました。
- I have had a high fever since last night.
  It was 39℃ when I took my temperature at the clinic.
  昨晩から高熱があります。病院で検温したら39℃ありました。
- I feel dull and my joints hurt.
  体がだるくて、関節が痛いです。
- I wasn't vaccinated.
  予防接種をしていなかったのです。
- I've got the flu despite getting a vaccination.
  予防接種をしたのに、インフルエンザにかかりました。

吸入抗インフルエンザ薬の服薬指導は？

　抗インフルエンザ薬は、タミフル以外にも吸入のリレンザとイナビル、注射薬のラピアクタなどがあります。薬局では吸入のリレンザとイナビルを調剤することは多いでしょう。ここではリレンザの用法説明の英語を確認してみましょう。

▼リレンザの吸入方法

❶**Hold it with the face up and remove the cover.**
　リレンザの表示面を上にしてカバーを外してください。

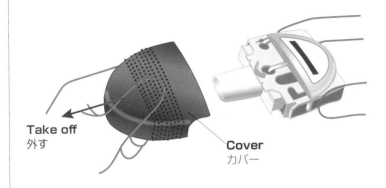

Take off
外す

Cover
カバー

❷**Pull out the tray.**
　トレーを引き出してください。

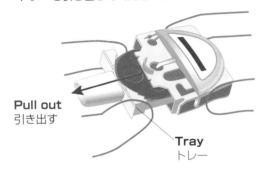

Pull out
引き出す

Tray
トレー

❸**Hold the grip on the sides and remove the tray completely.**
　白いトレーのギザギザの両側のグリップを押しながら、トレーを取り外してください。

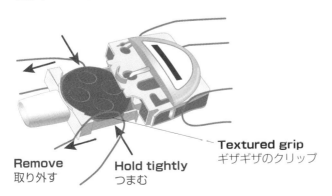

Textured grip
ギザギザのクリップ

Remove
取り外す

Hold tightly
つまむ

❹ Place the disk so that the bumps fit into the four holes of the tray.

白いトレーの4つの穴にディスクの凸部がはまるように乗せてください。

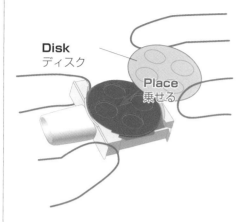

Disk
ディスク

Place
乗せる

❺ Slide the tray back into the case until you hear a click.

トレーをカチッと音がするまで戻します。

Click!

Back into the case
カチッと音がするまで戻す

❻ Keep the inhaler horizontal and flip open lid so that it is perpendicular to the inhaler ①. This punctures the disk. Once the disk has been punctured, close the lid flat against the inhaler ②.

吸入器を水平に保ち、穴が開くまでフタを垂直に立て①、再びフタを閉めます②。

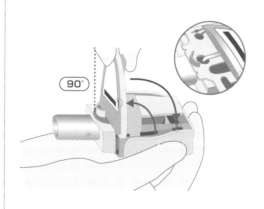

90°

❼ Exhale while keeping the inhaler horizontal.

吸入器を水平に保ったまま、息を吐き出します。

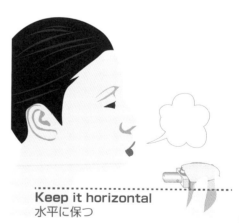

Keep it horizontal
水平に保つ

❽ Hold the inhaler in your mouth and inhale quickly and deeply.
吸入器をくわえて、早く深く息を吸い込みます。
Inhale and hold your breath.
薬を吸い込み、息を止めます。

❾ Then remove the inhaler from your mouth and hold your breath for 2-3 seconds.
そして、吸入器から口を外し、2～3秒息を止めます。

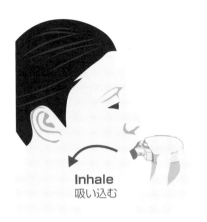

Inhale
吸い込む

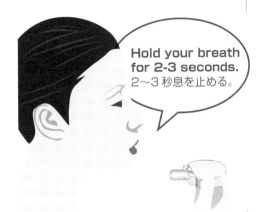

Hold your breath for 2-3 seconds.
2～3秒息を止める。

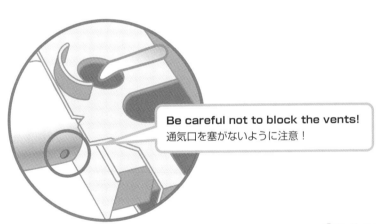

Be careful not to block the vents!
通気口を塞がないように注意！

❿ Prepare for the second inhalation.
2回目の吸入準備をします。
Pull out the tray ① and click it back into the case ②.
トレーを引き出し①、カチッと音がするまで本体に戻します②。

①Pull out
引き出す

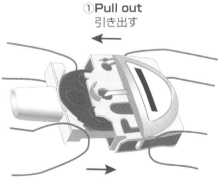

②Click the tray back into the case
カチッと音がするまで戻す

⓫ Repeat ❻ ～ ❿ again.
もう一度、❻～❿を繰り返します。

インフルエンザ患者さんとの英会話

　それでは、ここでも会話例を見てみましょう。
タミフルの処方箋を受け取った薬剤師の声かけか
ら始まります。

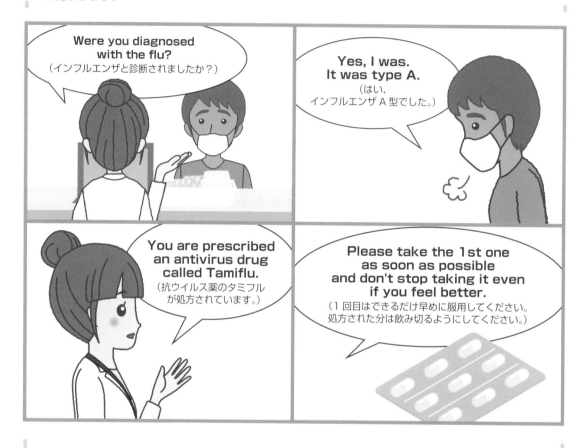

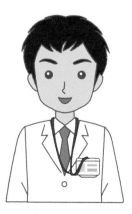

吸入の場合は、薬局で実際に試しながら確認することが
ありますね。
"I'm going to explain how to use the inhaler. So
why don't you try to use it once here with me?"
（吸入方法を説明しますので、ここで吸入をしていきま
せんか？）と伺って、p49〜51の吸入方法を見せながら
説明するとよいでしょう。

薬局長

抗インフルエンザ薬による異常行動について

　インフルエンザに罹患した際、リレンザ、イナビル、タミフルなどの抗インフルエンザウイルス薬の投与の有無や種類にかかわらず、頻度は非常に少ないものの異常行動の報告があります。このため添付文書の「重要な基本的注意」「重大な副作用」の項に「因果関係は不明であるが、異常行動のおそれがある」と明記されています。この異常行動、英語で何というのでしょう？　実は**abnormal behavior**とそのまま表現します。何というか、直接的な表現ですね……。服薬指導では、頻度は高くないこと、インフルエンザ自体によって起こることがあることを伝えます。たとえば"**It barely happens but it's reported that the flu might cause abnormal behaviors whether or not an antivirus medicine is taken.**"（頻度は低いですが異常行動は抗インフルエンザ薬の使用にかかわらず発現する可能性があります）などの表現がよいでしょう。

副作用情報も英語で伝えられるとよいですね！　指さし英会話の副作用表現を参考にしてみてください（➡p.130参照）。

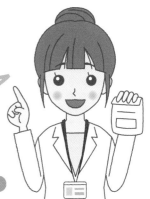

新人薬剤師

消化器症状の英語を使いこなそう！

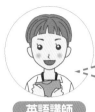

英語講師

消化器症状も、来局される患者さんの主訴としてよくみられるものです。

かぜとも関連しますし、覚えておくとよさそうな英語表現がたくさんありますね！

新人薬剤師

胃の症状

ここでは消化器症状をテーマに取り上げます。消化器症状といっても、たくさんありますね。まずは胃の症状の文例を確認していきましょう。

▼胃痛、胸焼け

- I have this burning pain in my stomach.
  胃が焼けるように痛いです。
- I have a stinging pain in my stomach.
  胃がチクチク痛みます。
- I was diagnosed with a gastric ulcer.
  胃潰瘍と診断されました。
- I have an upset stomach. / I have a burning sensation in my chest.
  胸焼けがします。
- My stomach is bloated with gas and it is painful.
  胃にガスがたまって苦しいです。
- I've been having trouble with my bloated stomach recently.
  最近、胃の膨満感に悩まされています。

▼吐き気、嘔吐

vomit / puke / throw up：吐く

feel sick (to one's stomach)：吐き気がする

- I started feeling sick and vomited after eating raw fish.
  生魚を食べたあとで気持ち悪くなって吐きました。
- I puked last night.
  昨晩、嘔吐しました。
- I feel sick to my stomach sometimes.
  ときどき吐き気がします。

 腸の症状

　腸（主に大腸・結腸）の症状の主訴として多い
のが、排便に関するものです。基本的な表現を見
てみましょう。

▼排便（下痢、便秘、血便）

- I've been having diarrhea since last night.
  昨日から下痢が続いています。
- I had a watery stool.
  水っぽい便が出ました。
- I had a bloody stool so I went to see the doctor.
  I was diagnosed with hemorrhoids.
  血便が出たため、病院を受診しました。痔と診断されました。
- I've been constipated for more than a week.
  1週間以上、便秘が続いています。
- I haven't felt the need to defecate recently.
  最近、便意を感じません。
- I've been having constipation and diarrhea one after another repeatedly.
  便秘と下痢を交互に繰り返しています。
- I had a black tarry stool.
  真っ黒なタール便が出ました。

お腹を下している患者さんとの英会話

さて、お待ちかねの英会話です。お腹を下している患者さんが来局したというシチュエーションを思いうかべてください。下痢止め・整腸剤と、水分補給を促すフレーズは、よく使う英語表現ですので確認してください。

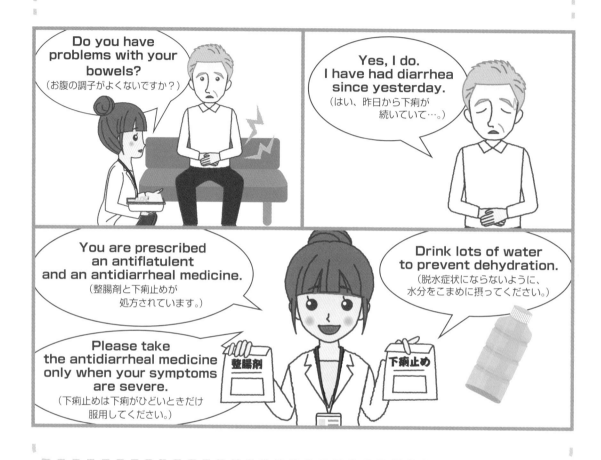

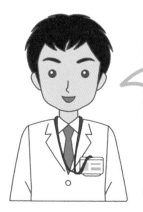

下痢のとき等の水分補給には経口補水液がお勧めです。経口補水液は英語でoral rehydration solution (ORS)といいます。

花粉症

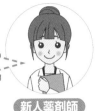

春になると花粉症の患者さんがたくさん来られますね。

新人薬剤師

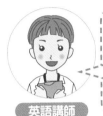

実は花粉症の原因になる花粉は、春だけでなく、1年を通して飛散しています。訪日外国人にとっても花粉症はとてもつらいもの……。患者さんに寄り添える英語表現をマスターしましょう！

英語講師

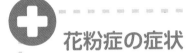

花粉症の症状

花粉症といえば、鼻炎や目のかゆみ、人によってはのどの痛みや咳なども起こします。鼻炎とのどの痛み・咳は前述しましたね。鼻炎は rhinitis、鼻水には runny nose という表現があります。のどの痛みは sore throat、咳は cough ですね（➡ p.44／45参照）。また、目のかゆみの表現については、眼科のパートで後述します（chapter 9 ➡ p.109参照）。ここでは花粉症の症状としてまとめて紹介しますが、他の chapter も併せてご覧ください。

▼花粉症の英語表現

- I can't stop sneezing every morning.
  朝起きるとくしゃみが止まりません。
- I have rhinitis and am suffering from a runny nose.
  （ライナイティス）
  I've been blowing my nose with tissues.
  鼻炎で鼻水が止まらず、ティッシュで鼻をずっとかんでいます。
- I have itchy eyes and scratch them unconsciously.
  眼がかゆくて、ついひっかいてしまいます。
- I have a sore throat because of hay fever and started coughing.
  花粉症でのどが痛く、咳も出るようになりました。
- I was told that I have an allergy to cedar / ragweed / cypress.
  スギ/ブタクサ/ヒノキ花粉のアレルギーがあると診断されました。

花粉症の患者さんとの英会話

花粉症では、抗ヒスタミン薬が処方されます。
抗ヒスタミン薬の副作用には眠気があり、その注意を促すことが服薬指導では重要です。

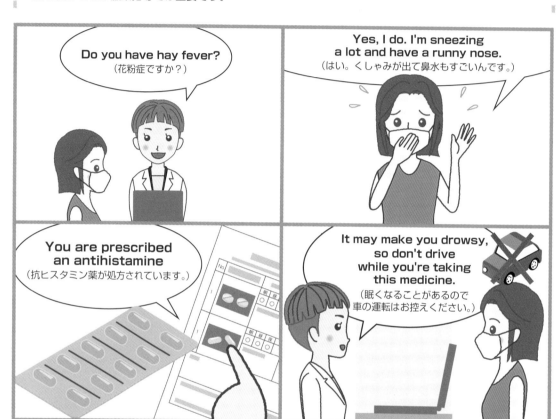

Do you have hay fever?
（花粉症ですか？）

Yes, I do. I'm sneezing a lot and have a runny nose.
（はい。くしゃみが出て鼻水もすごいんです。）

You are prescribed an antihistamine
（抗ヒスタミン薬が処方されています。）

It may make you drowsy, so don't drive while you're taking this medicine.
（眠くなることがあるので車の運転はお控えください。）

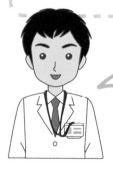

最近では眠気が少ない第2世代がよく使われますね。患者さんに「眠気が少ないのをご希望ですか？」と聞いたり、患者さんが「眠気がないのにしてください」などと希望したりするときの英語表現は、どんなのがあるのでしょうか？

薬局長

"Do you prefer the medicine that causes less drowsiness?"（眠気が少ないのをご希望ですか？）や"I'd like to have the ones that don't make me sleepy."（眠気がないのにしてください）ですね。会話の中で患者さんの希望を聞き取れることが大切です。

英語講師

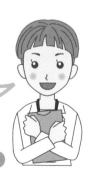

喘息／吸入薬

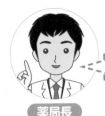

続いては喘息です。服薬指導で重要なのは何でしょう？

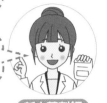

喫煙などの生活情報の収集と吸入薬の使い方です！

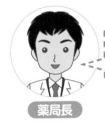

『服薬指導のキホン』で習ったことをしっかりと覚えてますね！

喘息でみられる症状と英語表現

喘息発作では、**wheeze**（喘鳴）や**terrible cough**（激しい咳）、**trouble breathing**（呼吸が苦しくなる）といった症状が現れます。咳やのどの痛みについては前述しましたが（➡p.44／45参照）、それらとともに、以下も喘息での患者さんからの表現としてよく聞くものです。

▼喘息に関連する英語

- I have asthma.
  喘息の持病があります。
- I had an asthma attack and it became hard to breathe.
  喘息発作を起こし、呼吸が苦しくなりました。
- I'm wheezing and it's hard to breathe.
  ゼーゼー、ヒューヒューと咳をして苦しいです。
- I don't have any asthma symptoms recently.
  今は喘息の症状は落ち着いています。

テオフィリンの副作用

　気管支喘息によく処方されるのがテオフィリンです。テオフィリンは、ホスホジエステラーゼを阻害し、cAMPの分解を押さえて気管支を拡張させます。ただ、有効域と中毒域が近いことから、テオフィリンの代表的な副作用を伝えておくことは重要です。

▼テオフィリンの副作用の英単語

nausea：悪心・吐き気	**vomiting**：嘔吐	**abdominal pain**：腹痛
fast heartbeat：動悸	**fast pulse**：頻脈	**headache**：頭痛
restlessness：不穏	**trembling**：振戦	

テオフィリンと喫煙

　テオフィリンでもう1つ重要なのが、喫煙の影響です。喫煙すれば、テオフィリンクリアランスが増大し、テオフィリンの作用が減弱することが知られています。一方で、喫煙者が治療中に禁煙すると、副作用の可能性が高まります。ですので、服薬指導においては、喫煙習慣の情報を得ておくことが重要です。関連する英語表現を見てみましょう。

▼テオフィリンの服薬指導で使える英語表現

- **Do you smoke? For how long have you been smoking?**
　普段喫煙していますか？　どのくらいの期間喫煙していますか？
- **Did you tell your doctor that you're smoking?**
　喫煙していることは、先生に伝えていますか？
- **Theophylline slow-release tablets may cause nausea or a fast heartbeat. Tell your doctor right away if you have any serious side effects.**
　テオフィリン徐放錠は、気持ち悪くなったり動悸が起きることがあるので、もし、そのような症状が強く出るようなら、先生に相談してください。
- **Be careful at the timing of quitting smoking because it may intensify the side effects because theophylline is stronger when there is no nicotine in the body.**
　急に禁煙するとテオフィリンの効きがよくなりすぎて副作用が出やすくなるので注意してください。

ステロイド吸入薬の服薬指導のポイント

　喘息吸入薬には、気管支拡張作用を有するβ₂アゴニストや抗炎症作用のあるステロイドが含まれます。特にステロイド吸入薬は、抗炎症による発作予防を目的に長期的に用いられます。このため、患者判断による中断がないよう指導すること

が重要です。また、口腔内に薬剤が残留すると、口腔カンジダをきたしたり、嗄声（させい）をきたすことがあるため、投薬後のうがいの推奨も重要です。これらの表現を確認しましょう。

▼ステロイド吸入薬の服薬指導で使える英語表現

- It is to prevent an asthma attack.
  Don't stop using this medicine on your own.
  喘息発作を予防する薬なので、咳が落ち着いてきても自己判断で中止せずに継続して吸入してください。
- Inhaled corticosteroids can sometimes cause a fungal infection in the mouth like a canker sore or a hoarse voice.
  Don't forget to rinse out your mouth with water after inhaling each dose.
  口の中にステロイド薬が残ったままだと、口内炎のような口腔カンジダ症になったり、声がしわがれたりするので、吸入後は忘れずにうがいをしてください。

「うがいをする」という英語表現は、上述の rinse out のほか、gargle や wash out があります。

英語講師

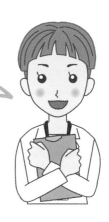

喘息患者さんとの英会話

さて、お待ちかね（？）の英会話の時間です。吸入薬の使い方を説明し、前述のとおり、吸入後のうがいを勧めています。

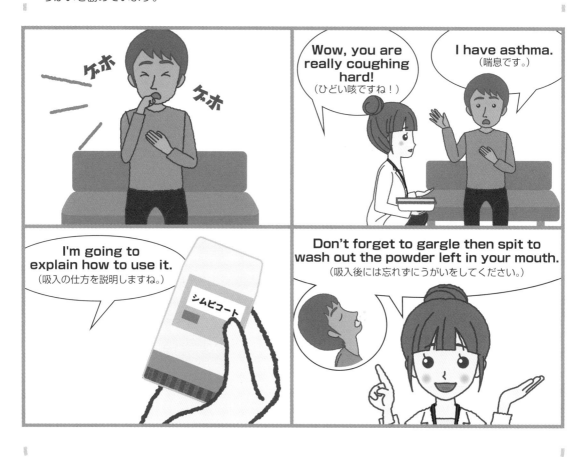

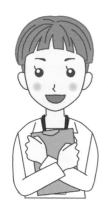

実は私自身も大人になって喘息の診断を受けたことがあるので、喘息の方のつらさはよくわかります。喘息に限りませんが、自身が同じ症状に苦しんだ経験があったら、"I know how you feel. I have asthma myself." （お気持ちよくわかります。私自身も喘息持ちなので）などと共感を示すと、患者さんも少し安心できるのではないでしょうか。

英語講師

生活習慣病の英会話

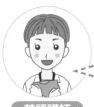

英語講師

内科編の締めくくりは生活習慣病です。

糖尿病や高血圧、脂質異常症などですね。

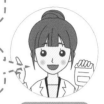

新人薬剤師

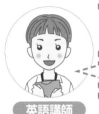

英語講師

そうです！ 多くが長期管理を必要とするため、アドヒアランスという観点でのコミュニケーションが必要になります。

糖尿病の英語表現

まずは糖尿病について、症状と服薬指導での英語表現を確認しましょう。

●症状の表現

初期では自覚症状がほとんどありませんので、症状の訴えは少ないかもしれません。覚えておくべき英語表現として、早期にみられるfrequent urination（頻尿）、dry mouth（口渇）、進行すればweight loss（体重減少）、そして重要なのが糖尿病細小血管合併症であるretinopathy（網膜症）、nephropathy（腎症）、nerve damage（神経障害）の三大合併症です。

●服薬指導で使える表現

糖尿病患者に対する服薬指導では、いくつかポイントがあります。まず、冒頭でも話したアドヒアランスの観点からのコミュニケーションです。具体的には、残薬が残っていないかの確認であり、残薬があるならば、自己調整している可能性も考慮して質問します。残薬の理由が病識の欠如である場合は、治療の目的も説明する必要があるでしょう。そして、低血糖についての指導も重要です。低血糖症状の注意喚起と、起こった場合の対処方法（ブドウ糖の摂取等）は必ず伝えておくべき重要なポイントです。それぞれの英語表現を確認しましょう。

- Do you have leftover medicines? / Do you sometimes forget to take your medicine?

  残薬はありませんか？／飲み忘れはないですか？
- Are you controlling your dosage by yourself?

  ご自身で調整されているのでしょうか？
- This medicine prevents severe complications. It's important to continue taking it even if your conditions don't seem to improve.

  重大な合併症を予防するためのお薬です。症状が変わらなくても、飲み続けることが重要です。
- Have you ever had hypoglycemia / low blood sugar?

  低血糖症状を起こしたことはありますか？
- Take glucose immediately when you have hypoglycemia / low blood sugar.

  低血糖症状を起こしたときは、すぐにブドウ糖を摂取してください。

糖尿病患者さんとの英会話

さて、糖尿病患者さんとの服薬指導の英会話を見てみましょう。テーマは2つ。低血糖症状疑いのケースと、検査値を確認するケースです。

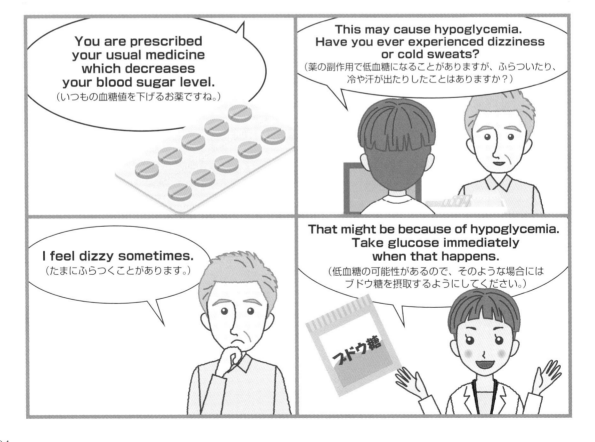

会話例

薬剤師 You are prescribed a medicine which decreases your blood sugar level.

血糖値を下げるお薬が処方されています。

Did your test result indicate high blood sugar?

血液検査で血糖値が高かったですか？

患者 Yes.

はい（検査値の表を見せる）。

薬剤師 Your HbA1c is high.

HbA1cが高いですね。

HbA1c reflects your blood sugar levels for the last 1-2 months.

HbA1cは1～2か月の間の血糖の状態を反映します。

Please pay attention not only to medications, but also diet such as snacks.

お薬の服用と同時に、間食をしないなど食事にも気をつけてください。

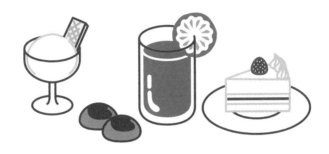

高血圧の英語表現

続いては高血圧です。高血圧でみられる症状と服薬指導での英語表現を確認しましょう。

●症状の表現

糖尿病と同様に、自覚症状がほとんどありません。血圧上昇によって、**dizziness**（めまい）、**lightheadedness**（ふらつき）などの症状がみられることはあります。あとは、ACE阻害剤の副作用による**dry cough**（空咳）がみられたり、β遮断薬を喘息の患者さんに投与すれば症状を悪化させることがあるので、服薬指導ではこれらの聴取が重要になるでしょう。

●服薬指導の表現

降圧薬は、糖尿病薬と同様に長期管理薬であることから、アドヒアランスの観点での服薬指導が重要です。たとえば、残薬確認と、病識の乏しい患者さんに対する治療意義の説明等です。また、降圧剤の1つであるCa拮抗薬を服用する患者では、グレープフルーツジュースを避ける等の服薬指導も重要です。

- **Do you have leftover medicines? / Did you sometimes forget to take your medicine?**
  残薬はありませんか？／飲み忘れはないですか？
- **Are you controlling your dosage by yourself?**
  ご自身で調整されているのでしょうか？
- **It's important to continue taking this medicine even if your blood pressure seems to have stabilized.**
  血圧が安定していても飲み続けることが重要です。
- **Grapefruit juice increases the efficacy of the medicine, which makes it dangerous. Please refrain from drinking grapefruit juice.**
  こちらのお薬は、グレープフルーツジュースと一緒に服用すると、作用が強く現れすぎることがあります。グレープフルーツジュースは避けるようにお願いします。

高血圧の患者さんとの英会話

　さて、英会話例を見てみましょう。定期的に来局する患者さんでは、血圧の状態を伺い、薬歴に記録していきますね。安定している場合には、過降圧をきたしていないかどうかも適宜確認します。

会話例

薬剤師　**You are prescribed your usual antihypertensive medicine.**
(アンティーハイパーテンスィブ)
　　　　いつもの血圧を下げるお薬ですね。

　　　　How's your blood pressure?
　　　　血圧の状態はいかがですか？

患者　**It was 110/65 today.**
　　　血圧は110/65でした。

薬剤師　**Looks like it's stable.**
　　　　安定していますね。

　　　　Are you suffering from dizziness?
　　　　立ちくらみなどはないですか？

患者　**No, I'm not.**
　　　ありません。

脂質異常症の患者さんとの英会話

それでは、この流れで、脂質異常症の患者さんとの英会話例を見てみましょう。副作用の筋肉痛を説明していますね。これは、HMG-CoA還元酵素阻害薬やフィブラート系薬剤の副作用である**rhabdomyolysis**（横紋筋融解症）の可能性を示唆する症状です。

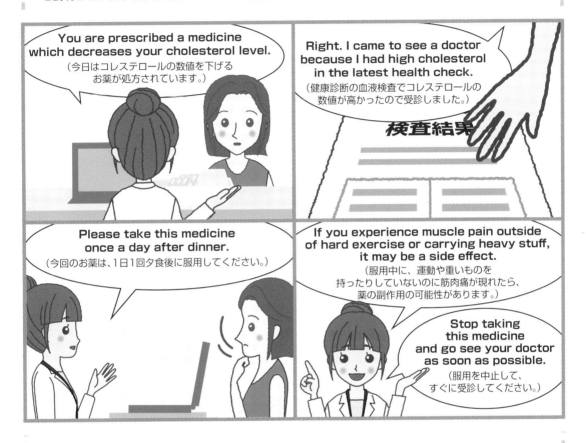

You are prescribed a medicine which decreases your cholesterol level.
（今日はコレステロールの数値を下げるお薬が処方されています。）

Right. I came to see a doctor because I had high cholesterol in the latest health check.
（健康診断の血液検査でコレステロールの数値が高かったので受診しました。）

検査結果

Please take this medicine once a day after dinner.
（今回のお薬は、1日1回夕食後に服用してください。）

If you experience muscle pain outside of hard exercise or carrying heavy stuff, it may be a side effect.
（服用中に、運動や重いものを持ったりしていないのに筋肉痛が現れたら、薬の副作用の可能性があります。）

Stop taking this medicine and go see your doctor as soon as possible.
（服用を中止して、すぐに受診してください。）

In English, these are called "lifestyle diseases".
（これら生活習慣病は英語でlifestyle diseasesといいます。）

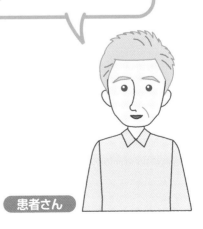

患者さん

高尿酸血症の患者さんとの英会話

生活習慣病のラストは高尿酸血症です。高尿酸血症では、尿酸が過剰になり結晶が析出し、**gout attack**（痛風発作）や**kidney stone**（腎結石）、**urinary stone**（尿路結石）の原因になります。会話例では、痛風発作について確認しています。

会話例

薬剤師 **You are prescribed your usual medicine which decreases uric acid levels.**
いつもの尿酸値を下げるお薬ですね。

Have you had a gout attack these days?
痛風の発作は出ていませんか？

患者 **No, I haven't. I'm taking care of my diet.**
はい。食事に気をつけています。

薬剤師 **That's great! Please keep taking this medicine as well.**
この調子でお薬も継続して服用してください。

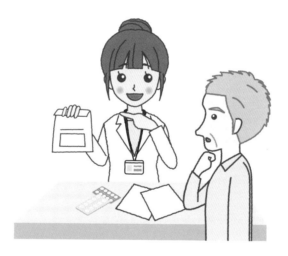

chapter 4

薬局英会話：皮膚科編

続けて皮膚科です。
季節を問わず急な発疹などで受診する患者さんも多くいるでしょう。
いつでも英語で服薬指導ができるよう、
使えるフレーズを確認しておきましょう。

皮膚科で用いる英語

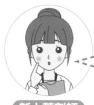

新人薬剤師

皮膚科の英語ってどんなものがあるのでしょう？

皮膚科は専門性が高く、範囲も広いです。会話を学ぶ前に、まずは基本的な用語を押さえておくとよいでしょう。

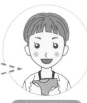

英語講師

皮膚科疾患の英語表現

皮膚科疾患の種類は多いですが、ここでは薬局で比較的みられるものに絞って紹介します。

ただ、ネイティブにもなじみのない専門表現もあります。acne、allergic reaction、burn、hives、rashes あたりを覚えておけば、ある程度応用が利くと思います。疾患の具体的な説明は他書に譲ります。

▼主な皮膚疾患の英単語

acne / pimple	ざ瘡、にきび	dermatitis	皮膚炎
allergic reaction	アレルギー反応	diaper rash	おむつかぶれ
alopecia	脱毛症	drug eruption	薬疹
alopecia areata	円形脱毛症	dryness	乾燥
asteatosis	乾皮症	eczema	湿疹
atopic dermatitis	アトピー性皮膚炎	eruption	発疹
blister	水膨れ、火膨れ、まめ	erythema	紅斑
bug bite	虫刺され	exanthema	発疹
bulla	水疱（すいほう）、気腫性肺嚢胞（のうほう）	fissure	亀裂
burn	やけど	furuncle	せつ
cheilitis	口唇炎	genital herpes	性器ヘルペス
chickenpox	水疱瘡（みずぼうそう）	herpes	ヘルペス（疱疹（ほうしん））
condyloma acuminatum	尖圭（せんけい）コンジローマ	herpes labialis	口唇ヘルペス
contact dermatitis	接触皮膚炎	herpes zoster	帯状疱疹
contagious impetigo	とびひ	itching	掻痒（そうよう）、かゆみ
cutaneous candidiasis	皮膚カンジダ症	keloid	ケロイド
		keratosis	角化症
		leukoderma	白斑
		lichenification	苔癬化（たいせんか）
decubitus	褥瘡（じょくそう）	melanoma	黒色腫

mycosis	真菌症
papule	丘疹
pernio	凍瘡
photosensitivity	光線過敏症
pruritus	掻痒、かゆみ
psoriasis	乾癬（かんせん）
purpura	紫斑
pustule	膿疱
pyoderma	膿皮症
rash	発疹

scabies	疥癬（かいせん）
scale	鱗屑（りんせつ）
scar	瘢痕（はんこん）
spots	しみ
tinea	白癬
ulcer	潰瘍
urticaria / hives	蕁麻疹
vesicle	小水疱
wheal	膨疹
xerosis	乾皮症

（アルファベット順）

皮膚疾患の患者さんも薬局にはよく来ますね。塗り薬の剤形の英語表現を確認しておきましょう。
塗り薬には**ointment**（軟膏）および**lotion**（ローション）、**cream**（クリーム剤）があります。

先輩薬剤師

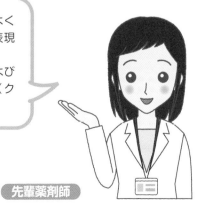

皮膚外用剤の服薬指導のポイント

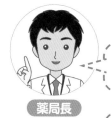

薬局長

皮膚外用剤の塗り方にはいくつかポイントがあります。

英語でわかりやすくポイントを伝えられるとよいでしょう。

英語講師

FTU (Finger Tip Unit)

　外用剤の塗布量の目安として、FTU (Finger Tip Unit) があります。外用薬のチューブでは、成人の人差し指の先端から第一関節までの長さを押し出した量が1FTUで、約0.5gに相当します。外用薬のツボの場合には、人差し指の先端から第一関節までの1/2の長さまですくった量が1FTU に相当します。ローションでは、1円玉大に出した量が1FTUに相当します。これら、1FTUで塗ることのできる範囲は、成人の手のひら約2枚分です。ただしチューブの口径によっては多少異なります。外国人の患者さんにもFTUについて情報提供できればよいでしょう。

▼FTU

軟膏・クリーム（チューブ）

1 FTU means the amount of cream / ointment that covers an adult's index finger from the tip to the first joint.
成人の人差し指の先端から1つ目の関節まで出した量を1FTUといいます。

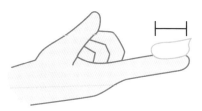

人差し指の先端から1つ
目の関節まで

軟膏・クリーム（ビン）

The amount of cream / ointment that covers from the tip to half way to the first joint is about 0.5g.
人差し指の先端から1つ目の関節の
1/2の長さまですくった量が
約0.5gです。

ローション

The amount of lotion with the size of a one yen coin is about 0.5g.
1円玉くらいの量が約0.5gです。

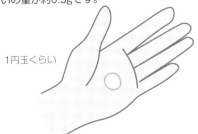

1円玉くらい

1 FTU can cover an area as big as two adult palms.
1FTUで、成人の手のひらの面積約2枚分に塗ることができます。

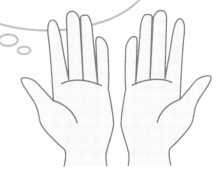

▼外用薬の使用量(FTU)の目安(1FTU=約0.5g)

	顔+首	片腕+片手	片脚+片足	体幹(胸+腹)	体幹(背+臀部)
成人	2.5	3+1	6+2	7	7
3〜6か月	1	1	1.5	1	1.5
1〜2歳	1.5	1.5	2	2	3
3〜5歳	1.5	2	3	3	3.5
6〜10歳	2	2.5	4.5	3.5	5

出典:淺沼ほか, 服薬指導のキホン, 秀和システム刊より

 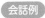

外用剤使用の患者さんにFTUを説明する英会話

　実際の服薬指導の際には、身振り手振りを交えてFTUを伝えてみましょう。

会話例

患者　**What's a FTU?**
FTUって何ですか?

薬剤師　**FTU stands for "Finger Tip Unit" which is a measurement of quantity for cream or ointment. To be more specific, it means the amount that covers from the tip of your index finger to the top joint.**
FTUはFinger Tip Unitの略で、軟膏やクリームの適正塗布量の指標となります。具体的には、人差し指の先端から1つ目の関節までを覆う量です。

外用剤の塗り方のアドバイス

　外用剤の場合は、塗る量だけでなく、塗り方も治療効果に影響を及ぼします。具体的には、シワの方向に沿って塗ることで、塗りムラを少なくすることができます。以下のように説明してみましょう。

▼外用剤の塗り方

手のひらで優しく丁寧に、擦り込まないようにして乗せるように塗り広げます。身体のシワ（皮溝）に沿って塗ると、ムラなく塗ることができます。

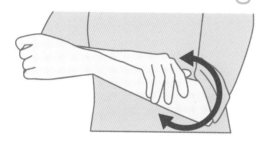

To use topical agents evenly and effectively, rub it along with folds in the skin.
シワの方向に塗ると塗りムラが少なくなるため効果的です。

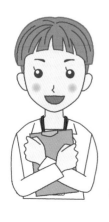

rub A into Bで、AをBに擦り込むという意味になります。

英語講師

疾患別の会話例

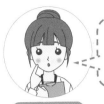
新人薬剤師

皮膚疾患は様々な種類があるので、覚えるのが大変そうです……。

一般の患者さんが難しい専門用語で主訴を訴えてくることは少ないと思います。**pimples**、**hives**、**rashes**などの基本用語を覚えておけば、だいたいの皮膚疾患に応用できますよ。

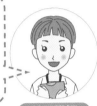
英語講師

皮膚疾患の会話例

それでは、よくある皮膚疾患に関する英語表現も確認してみましょう。

▼皮膚疾患に関する英語表現

- I squeezed pimples on my face and they have become filled with pus.
  顔のニキビをつぶしたら、化膿しました。
- I got hives after eating crab. I was told that I'm allergic to shellfish.
  カニを食べたら蕁麻疹が出ました。甲殻類のアレルギーと言われました。
- I have a rash on my face. It might be because of a lotion I have been using.
  顔がかぶれました。化粧水が合わなかったのかもしれません。
- I have got a rash on my left arm. It's feeling terribly itchy.
  左腕に発疹ができました。とてもかゆいです。
- A burn scar scabbed over. It's itchy.
  やけどしたあと、かさぶたができました。痛かゆいです。
- I have troubles with my dry skin.
  乾燥肌で困っています。
- I have had atopic dermatitis since I was in elementary school.
  小学生の頃から、アトピー性皮膚炎を患っています。
- I have small hives around my shoulders.
  肩のあたりに、小さなブツブツができました。

- I'm allergic to different metals.
  My wrist became red and swollen where I was wearing a bracelet.
  金属アレルギーがあり、ブレスレットをつけていた手首が赤く腫れました。
- I've got lots of pimples. It could be because of constipation.
  吹き出物がたくさんできました。便秘が原因かもしれません。
- I've got a strange verruca on my back.
  背中に奇妙なイボができました。
- I've got an ulcer in my mouth and it's hard to eat.
  内頬に口内炎ができて、食事がつらいのです。
- I've got a red-purple spot. I can feel a little bump when I touch its surface.
  赤紫色のシミができました。さわると表面が少し膨らんでいます。

湿疹でステロイド軟膏を処方された患者さんとの英会話

　ステロイドを処方される例はたくさんあると思います。基本的表現を覚えておきましょう。

会話例

薬剤師　Did you see the doctor for eczema today?
　　　　今日は湿疹で受診されましたか？

患者　　Yes. He told me I have eczema on my arms.
　　　　はい。医師から腕に湿疹ができていると言われました。

薬剤師　You're prescribed a steroid ointment.
　　　　Please apply it on the rash twice a day.
　　　　ステロイドの軟膏が処方されています。1日2回患部に塗布してください。

手掌の化膿に抗菌薬が処方された患者さんとの英会話

　内科だけでなく、皮膚炎により抗菌薬が処方されることもあるでしょう。「腫れた」は**swollen**と表現されます。

会話例

薬剤師　**What brings you here today?**
今日はどうされましたか？

患者　**My finger is swollen... Looks like I've got a bacterial infection on my skin.**
手の指が腫れてしまって……。バイ菌が入ってしまったようです……。

薬剤師　**You are prescribed an antibiotic.**
抗菌薬の内服薬が処方されています。

Don't stop taking this medicine until you finish it all. Also, antibiotics might cause severe diarrhea. If it does, stop taking it and consult with your doctor.
処方された分は飲み切るようにしてください。抗菌薬は下痢になることがあるので、ひどい場合には服用を中止して医師に相談してください。

ニキビでお困りの患者さんとの英会話

　ニキビで悩む患者さんが訪れることも大いに想定できます。ニキビでよく使われる外用剤の使い方を覚えておくと便利でしょう。

会話例

薬剤師　**You're prescribed an adapalene gel which is used to treat acne.**
アダパレンゲルという、にきび治療の塗り薬が処方されていますね。

患者　**Yes. I have pimples.**
はい。ニキビができてしまって。

薬剤師　**Apply it around your acne once a day before bed time.**
1日1回、就寝前に塗ってください。

You may experience dryness or a burning sensation. These conditions should disappear after a while. Avoid UV rays as much as you can.
皮膚が乾燥したりヒリヒリすることがありますが、通常は使用しているうちに治まります。できるだけ紫外線に当たらないように注意してください。

乾燥肌にお困りの患者さんとの英会話

　寒くなってくると乾燥肌に悩まれる方は多いですね。「乾燥肌」は**dry skin**、「保湿する」は**moisturize**です。"**This milky lotion moistu-** **rizes your skin.**"（この乳液はお肌を保湿します）などの表現も出てくるようになるといいですね。

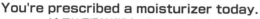
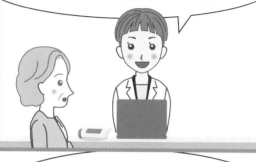

You're prescribed a moisturizer today.
（今日は保湿剤が処方されていますね。）

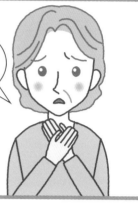

Right.
I have terribly
dry skin.
（はい。乾燥がひどくて。）

Apply it on your skin twice a day.
We recommend using it
after a bath or shower.
（1日2回皮膚に塗布してください。
1回はお風呂上がりに塗ってください。）

Apply a certain amount of it,
we suggest an FTU as an indication.
（たっぷり塗ってください。
塗る量はFTUを目安にしてみてください。）

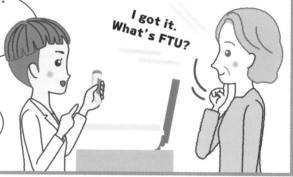

I got it.
What's FTU?

➡ p.72参照

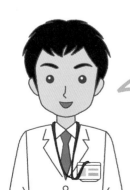

外用薬の治療効果が十分発揮できるよう、塗る量と塗り方を英語でしっかり伝えられるといいですね。

薬局長

chapter 5

薬局英会話：小児科編

小児患者への服薬指導では、患者にしっかりお薬を飲んでもらえるように、

保護者にわかりやすくアドバイスすることが重要です。

患者がぐずって飲まないことも考えられるので、

服用方法を何パターンか提案すると喜ばれると思います。

体重や年齢の確認

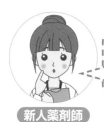

新人薬剤師

小児患者の場合って、親御さんに確認することが多いですよね？ ちょっと気後れしてしまいます……。

気持ちはわかりますが、とても重要なことなので、しっかり確認できるようにしましょう！

英語講師

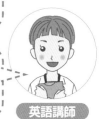

年齢・体重などの情報収集をしっかり

小児は薬物代謝が成人と異なるため、小児用薬の多くは、年齢や体重を基準に投与量が定められています。このため、小児科の服薬指導では、年齢や体重などを、親御さんから聞き取る必要があります。

▼体重や年齢を英語で質問する

- ●体重を聞く（お子さんの体重はどのくらいですか？）
- ・What's her / his weight?
- ・How much does she / he weigh?
- ・May I ask how much she / he weighs?【丁寧】

- ●年齢を聞く（お子さんの年齢（月齢）はおいくつですか？）
- ・How old is she / he?
- ・May I ask how old she / he is ?【丁寧】
- ・May I ask her / his age please?【丁寧】

体重や年齢などはプライベートな情報です。丁寧な言葉遣いで聞き取るのは当然ですが、場合によっては、"**It is important for us to calculate the right dosage of the medicine.**"（薬の量が適切かを判断するため必要な情報です）と質問の意図を伝えることも重要です。

小児の服薬指導のポイント

新人薬剤師

小児患者とその親御さんへの対応は難しく感じてしまいます。

小児は薬の量や服用方法など気を遣う点が多いですからね。心配な親御さんに丁寧な説明ができるようにがんばりましょう!

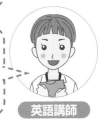

英語講師

小児の英語服薬指導はマイルストーン

小児用薬は、シロップ剤や散剤等の剤形が多いです。錠剤とは服用方法が異なるため、初めて小児にお薬を飲ませる親御さんの中には、上手く飲ませられるか不安に感じる方もいらっしゃいます。小児患者の服薬指導では、処方薬の効能・効果や用法・用量等に加え、「不安に寄り添ったアドバイス」が重要です。こういった服薬指導が「英語でできる」ようになればしめたもの。薬局英語学習の目標としても適しています。がんばりましょう!

服用タイミングを説明する

まず紹介するのは、服用のタイミングの説明方法です。乳児が薬を飲まない理由の1つに、母乳があります。乳児が母乳を飲むときは、お腹がいっぱいになるまで飲みます。なので、授乳後は満腹感から薬を飲まなくなることがよくあります。よって、医師の指示がない場合は、ミルクや離乳食の前の服用がよいでしょう。小児の薬の多くは散剤やシロップ剤で、服用タイミングは食前、食後のどちらでも問題ありません。

このような場合、食前服用を勧めて、1日3回服用の薬では4時間以上、1日2回服用の薬では6〜8時間以上あけて服用することを説明します。

- It would be better to give it before feeding her / him milk.
  She / He might not want to take it if she / he is full.
  ミルク前の服用がおすすめです。ミルクを飲んでお腹がいっぱいだと、お薬を飲まなくなるかもしれません。
- Give this medicine three times a day to her / him with a minimum of four hours in between.
  この薬は、1日3回服用します。4時間以上あけて服用してください。
- Give this medicine two times a day to her / him with a minimum of six to eight hours in between.
  この薬は、1日2回服用します。6〜8時間以上あけて服用してください。

スポイトや指を使って飲ませる

乳幼児では、スポイトを使って飲ませたり、少量の水を加えてペースト状にした薬を、頬の裏側等に塗ってあげると飲ませやすいことがあります。また、少量の水に溶かして、哺乳瓶の吸い口（乳首）に入れて吸わせるという方法もあります。

●スポイトを使って
- Mix the medicine with a little bit of water and make it into a syrup.
  お薬に少量の水を加えてシロップ状にしてください。
- Draw the liquid into a dropper and insert it from the side of her / his mouth to drop the liquid inside her / his cheek.
  次に、スポイトに吸い取って、口の脇から挿入し、頬の内側にお薬を流し込んでください。

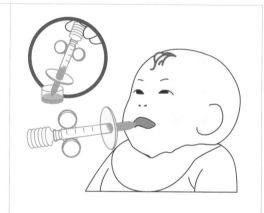

●指を使って
- Mix the medicine with a little bit of water and make it into a paste.
  お薬に少量の水を加えて、ペースト状にします。
- Wash your hands and put the paste inside her / his cheek or upper jaw.
  次に、きれいに洗った手で、頬の内側か上あごに塗ってください。

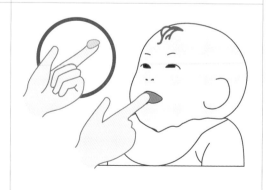

● 哺乳瓶の乳首を使って

- Mix the medicine with a little bit of water and make it into a syrup.

  お薬に少量の水を加えてシロップ状にしてください。

- Put a plastic nipple which you don't usually use in the baby's mouth. Then, pour in the medicine.

  なるべく普段使っていない哺乳瓶の乳首をくわえさせてから、お薬を注いで吸わせてください。

- We recommend doing this method before breast-feeding.

  この方法は授乳前がおすすめです。

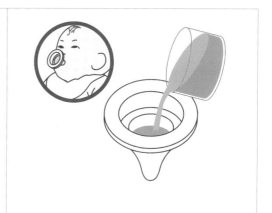

出典：淺沼ほか, 服薬指導のキホン, 秀和システム刊より

味や矯味を説明する

そして、もう1つのポイントが「味」です。子どもはとにかく味に敏感です。苦みを感じると、飲んでくれません。このため、シロップ剤の多くはおいしく矯味がされています。"This is a strawberry-flavored medicine." (このお薬はイチゴ味ですよ)と親に情報提供しておくと、親が子どもにお薬を飲ませるときに、助かることがあります。また、より飲みやすくするために、相性のよい飲食物を紹介するのもよいでしょう。

たとえば"This medicine would be easy to take when it is mixed with vanilla-flavored ice cream." (このお薬はバニラ味のアイスクリームに混ぜると飲ませやすくなりますよ)だとか"We don't recommend mixing it with yogurt." (ヨーグルトに混ぜるのはお勧めできません)といった説明です。以下におすすめの飲み合わせを一覧にしたので参考にしてください。

▼お薬の飲み合わせ

Medicine Name 薬剤名	Flavor お薬の味	Compatible 相性がよい	Incompatible 相性が悪い
Clarith dry syrup 10% for pediatric クラリスドライシロップ 10%小児用	strawberry イチゴ味	vanilla ice cream, chocolate ice cream, pudding, cocoa バニラアイス、チョコアイス、プリン、ココア	fruit juice, sports drink, yogurt フルーツジュース、スポーツドリンク、ヨーグルト
Zithromac Fine Granules for Pediatric Use 10% ジスロマック細粒小児用10%	pineapple & orange パイナップル＋オレンジのMIXフレーバー	water, oolong tea, pudding, milk, milk coffee, ice cream 水、ウーロン茶、プリン、牛乳、コーヒー牛乳、アイス	orange juice, apple juice, sports drink, yogurt オレンジジュース、アップルジュース、スポーツドリンク、ヨーグルト

Medicine Name 薬剤名	Flavor お薬の味	Compatible 相性がよい	Incompatible 相性が悪い
Meiact MS Fine Granules 10% メイアクトMS小児用細粒10%	banana バナナ味	water, milk 水、牛乳	yogurt, anything sweet 飲むヨーグルト、甘みのあるもの
Flomox Fine Granules 100mg フロモックス小児用細粒100mg	strawberry イチゴ味	milk, barley tea, ice cream, yogurt, oolong tea 牛乳、麦茶、アイス、ヨーグルト、ウーロン茶	sports drink スポーツドリンク
Cefzon Fine Granules 10% for Pediatric セフゾン細粒小児用10%	strawberry イチゴ味	milk, ice cream, apple juice 牛乳、アイス、リンゴジュース	Mucodyne syrup ムコダインシロップ
Pasetocin Fine Granules 10% パセトシン細粒10%	sweet 甘み	orange juice, apple juice, sports drink, Yakult, condensed-milk, pudding オレンジジュース、リンゴジュース、スポーツドリンク、ヤクルト、練乳、プリン	swallowing aid jelly with strawberry taste, potage soup イチゴ味の服薬補助ゼリー、ポタージュ
OZEX Fine Granules 15% for Pediatric オゼックス細粒小児用15%	strawberry イチゴ味	water, milk, ice cream, cocoa 水、牛乳、アイス、ココア	orange juice, sports drink オレンジジュース、スポーツドリンク
Fosmicin Dry syrup 400 ホスミシンドライシロップ400	CALPIS like flavor カルピス（乳酸菌飲料）のような味	water, vanilla ice cream 水、バニラアイス	—

出典：淺沼ほか, 服薬指導のキホン, 秀和システム刊より

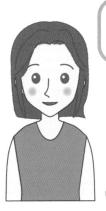

This chart is very useful！
（この表はとても役に立ちそうです！）

患者さん

小児患者・親との会話例

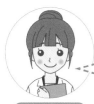

新人薬剤師

小児患者の保護者との会話はどのようにすればいいでしょう？

3人称になるだけで、これまで勉強してきたことを応用すれば簡単ですよ！

英語講師

感冒用シロップ剤が処方された小児患者さんとの英会話

小児がかぜをひいた場合、シロップ剤が処方されることはよくありますね。口頭での服薬指導はもちろんですが、ボトルに貼付するラベルにも"three times a day" "5mL for each time"など、簡単に英語で記入してあげると親切だと思います。

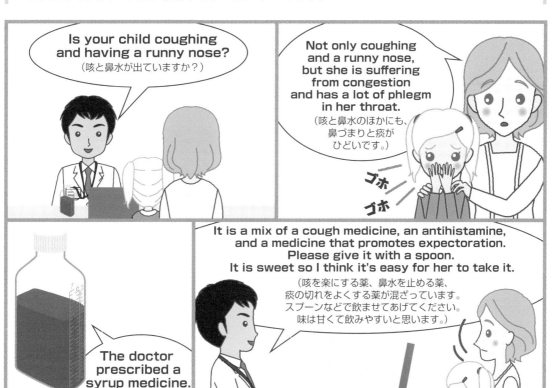

85

発熱で坐薬が処方された小児患者さんとの英会話

　熱が高い場合は坐薬が処方されることがありますね。坐薬のカットの仕方や挿入方法は、イラストを使いながら説明するとわかりやすいでしょう。

▼小児坐薬のカットと挿入の仕方

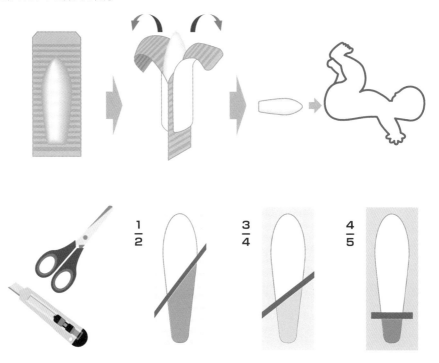

$\frac{1}{2}$　$\frac{3}{4}$　$\frac{4}{5}$

会話例

薬剤師　**Does she / he have a high fever?**
　　　　熱が高いですか？

親　　　**Yes, 38℃.**
　　　　はい。38度です。

薬剤師　**The doctor prescribed an antipyretic suppository.**
　　　　　　　　　　　　　　　　　アンティパイレティック
　　　　解熱の坐薬が処方されています。
　　　　Please use this when she / he has a fever over 38.5℃ and looks sick.
　　　　Please wait at least six hours after the first use before using it
　　　　again. Be sure to keep it in the fridge.
　　　　38.5度以上でつらそうなときに使用してください。一度使用したら6時間以上の間隔を
　　　　あけてください。冷蔵庫で保管してください。

嘔吐・下痢を訴える小児患者さんとの英会話

下痢や嘔吐はつらいので、保護者の心配もひとしおだと思います。"dehydration"（脱水）を防ぐために水分補給が大切であることも必ず伝えましょう。

会話例

薬剤師　**Is she / he throwing up?**
嘔吐していますか？

親　**Yes, she / he also has terrible diarrhea.**
はい。下痢もひどくて……。

薬剤師　**The doctor prescribed an intestinal powder and an antiemetic suppository.**
整腸剤の粉薬と吐き気止めの坐薬が処方されています。

Dissolve the powder in water and give a certain amount to your child with a spoon three times a day. Please give it at least four hours apart and it doesn't need to be before or after meals.
粉薬は水で溶かしてスプーン等で1日3回飲ませてあげてください。4時間以上間隔をあければ、食事に関係なく服用して大丈夫です。

Give an antiemetic suppository when she / he looks sick.
吐き気止めの坐薬は気持ち悪そうなときに使用してください。

Give her / him water frequently to prevent dehydration.
脱水症状にならないよう、こまめに水分を摂らせてください。

親だけでなく小児自身にも説明する

　3歳くらいの小児では、自分の薬であることを思った以上に理解できています。親に説明するだけでなく、小児患者本人にも説明することが重要です。このとき、薬を見せながら"**Can you take this medicine? This is very important to make you feel better.**"（病気を治すために大事なお薬なので、飲んでくれるかな？）などと丁寧にわかりやすい言葉で服薬指導をし、小児患者本人に「自分のおくすりだ」という意識を持ってもらうことが理想です。薬は小児自身の手に渡して"**You can do it!**"（がんばってね！）と声を添えるとよいでしょう。

MEMO

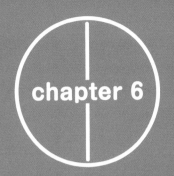

chapter 6

薬局英会話：
女性に多い症状・疾患編

··

女性特有の疾患に関する会話はデリケートなので、

シンプルな会話に共感フレーズを入れることが重要になってきます。

ここでは、女性に多い疾患からデリケートな会話のコツを学びましょう。

婦人科用語の英語表現

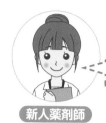

女性特有の疾患や女性に多い疾患も知りたいです。

まずは婦人科疾患の英語表現を確認しましょう。

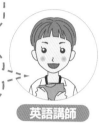

婦人科用語

　まずは、女性に多い疾患の英語表現を確認しておきましょう。

▼主な婦人科疾患の英単語

amniorrhexis / rupture of the membrane	破水
artificial abortion	人工妊娠中絶
breast cancer	乳がん
cervical cancer	子宮頸がん
cystitis / bladder infection	膀胱炎
ectopic pregnancy	子宮外妊娠
endometrial cancer	子宮体がん
endometriosis	子宮内膜症
first menstruation	初経
genital chlamydial infection	性器クラミジア感染症
genital prolapse	性器脱
gestational diabetes	妊娠糖尿病
intermenstrual bleeding	不正性器出血
irregular period	生理不順
menopause	閉経
menopause (disorder)	更年期障害
menstrual pain / period cramps	月経痛
miscarriage	流産
ovarian cystoma	卵巣嚢腫
ovary cancer	卵巣がん
PMS (premenstrual syndrome)	月経前症候群
PMT (premenstrual tension)	月経前緊張症

premature birth	早産
STD (sexually transmitted disease)	性感染症
threatened abortion	切迫流産
toxemia of pregnancy	妊娠中毒症
urination pain	排尿痛
uterine fibroid	子宮筋腫
vaginal candida / vaginal yeast infection	膣カンジダ
vaginal discharge	オリモノ
vaginal trichomoniasis	膣トリコモナス

（アルファベット順）

患者さんの主訴

　婦人科疾患での患者さんの英語表現を確認しましょう。

●がん・筋腫
- I found a lump around my breast and was diagnosed with breast cancer.
  乳房にしこりを感じて受診したら、乳がんと診断されました。
- I've been having pain ever since I had a total hysterectomy.
  子宮全摘術を受けたあと、痛みが続いています。
- I was diagnosed with uterine fibroid.
  子宮筋腫と診断されました。

●生理と妊娠
- I have an irregular period.
  生理が不順です。
- I haven't had my period for two months. I might be pregnant.
  2か月生理がありません。妊娠したかもしれません。
- I haven't had my period for six months. It could be menopause.
  6か月以上、生理が来ていません。更年期障害でしょうか。
- I was diagnosed with dysmenorrhea.
  月経困難症と診断されました。
- I'm ○○ weeks pregnant. My baby's due date is ○○.
  妊娠○○週目です。予定日は○○です。
- I have terrible morning sickness.
  つわりがひどいです。
- I'm having fertility treatments.
  不妊症の治療中です。
- I took medicine in my early pregnancy without knowing I was pregnant.
  妊娠初期に、妊娠していることに気づかず、薬を服用していました。
- I had a miscarriage four years ago.
  4年前に流産しました。

6
薬局英会話：女性に多い症状・疾患編

91

- **女性の感染症**
- I have inflammation in my genital area and have been diagnosed with an STD.
  陰部に炎症があり、性感染症と診断されました。
- I've got a bladder infection.
  膀胱炎になってしまいました。

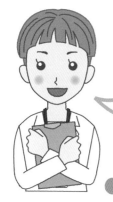

女性の性器感染症では膣錠が処方されることがあります。膣錠は英語でvaginal tabletです。

英語講師

column

低用量ピルについて

　日本では医師の処方箋がないと手に入らない低用量ピルですが、日本以外のほとんどの国ではOTC薬の位置づけになっています。低用量ピルが日本で普及しない理由として、日本では男性主導の避妊法がメジャーであること、性教育の遅れ等が挙げられていますが、女性の自立性という観点からも他の先進国から大きく後れをとってしまっていることは昨今問題視されてきていますね。

　ピルを購入したい外国人女性が処方箋なしに来局することも大いに想像できます。そんなときは、**"Unfortunately, you need to get a prescription to buy the pill."**（残念ながら、ピルの購入には医師の処方箋が必要です）と伝えましょう。

婦人科疾患での服薬指導のポイント

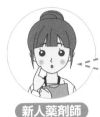

新人薬剤師

婦人科系の疾患の場合、結構気を遣いますよね。

そうですね。どうしてもデリケートなコミュニケーションになってしまうので気を遣いますが、コツを押さえれば決して難しくありません。

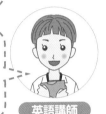

英語講師

➕ プライバシーに配慮した服薬指導

　婦人科系の病気については、周囲に聞こえないかを気にされる患者さんもいます。このため、服薬指導ではプライバシーに配慮する必要があるでしょう。「どうしましたか？」と相手に回答をゆだねる聞き方よりも、"Yes" or "No" で答えられるような聞き方がいいでしょう。質問の例を次に示します。また、共感の姿勢も非常に大切です。

▼服薬指導時の質問の例

- **Are you pregnant?**

  妊娠していますか？

- **Are you breast-feeding?**

  授乳中ですか？

- **You are prescribed an antibiotic medicine. Are you diagnosed with cystitis?** （スィスタイティス）

  抗菌薬が処方されています。膀胱炎でしょうか？

- **Do you have severe menstrual pain?**

  生理痛がひどいですか？

婦人科疾患での会話例

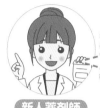
新人薬剤師

共感が大切というのはわかる気がします！ 具体的にはどんな表現をしますか？

"**I'm sorry to hear that.**"（お気持ちわかります）は、共感の意を表す場面でよく使われる表現です。覚えておくと便利ですよ！

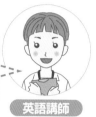
英語講師

✚ 膀胱炎の女性患者さんとの英会話

膀胱炎は女性に多い感染症ですね。人によってはあまり話したくない方もいるかもしれません。

最小限の聞き取りで服薬指導ができるような会話例を紹介します。

The doctor prescribed an antibiotic oral medicine.
Are you diagnosed with a bladder infection?
（抗菌薬の飲み薬が処方されています。膀胱炎ですか？）

Yes, I have pain while urinating.
（はい、排尿痛があります。）

I'm sorry to hear that.
Please take this medicine once a day, 1 tablet after breakfast.
（それは大変ですね。）
（このお薬は1日1回朝食後に服用してください。）

You can start taking it now.
We have a water dispenser right there.
（今ここで今日の分を飲んでもいいですよ。お水はそちらに設置しています。）

子宮内膜症で生理痛の患者さんとの英会話

子宮内膜症を患う患者さんは意外と多いです。重い生理痛に悩んでいる方には共感の姿勢を忘れないようにしましょう。"I see." "I understand." などの相槌も使えるようになるといいですね。

会話例

薬剤師 **You're prescribed a low-dose version of the pill and a painkiller.**
低用量ピルと鎮痛剤が処方されています。

患者 **Yes, I have terrible cramps and bloating when I'm on my period.**
はい、生理のときひどい痛みと膨満感があります。

薬剤師 **I'm sorry to hear that. Please take this medicine once a day and take a one week break before you start the next sheet.**
それはおつらいですね。この薬は1日1回服用し、次のシートとの間に1週間の休薬期間を設けてください。

更年期障害の患者さんとの英会話

更年期障害の患者さんとのコミュニケーションも勉強しておきましょう。

会話例

薬剤師 **The doctor prescribed an herbal medicine and an anti-anxiety drug.**
漢方薬と抗不安薬が処方されています。

患者 **Yes, I was told that it could be menopause.**
はい、更年期障害の疑いと言われました。

薬剤師 **Please take this herbal medicine three times a day, before every meal. Take this tablet when you feel irritated. Please be careful of the timing because it may cause drowsiness.**
漢方薬は1日3回食前に服用してください。こちらの錠剤はイライラを感じたときに飲んでください。眠くなることがあるので飲むタイミングには注意してください。

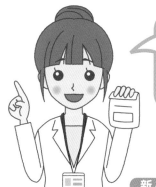

女性に多い疾患について勉強しましたが、患者さんが答えやすいような聞き方をするとか、共感の姿勢を見せることは、どの患者さんに対しても大切ですよね。

新人薬剤師

そのとおり。あまりコミュニケーションをしたくない患者さんには簡単に答えられる質問をしたり、不安そうな患者さんには寄り添う姿勢を示したりすることは、疾患の種類や患者さんの性別・年齢等にかかわらずとても重要です。

英語講師

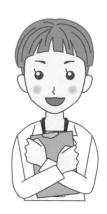

chapter 7

薬局英会話：耳鼻咽喉科編

．．．

耳鼻咽喉科は、鼻とのどに加え、耳の症状で受診する患者さんもいます。

耳鼻咽喉科の門前薬局では、これらの主訴を聞き取ることが重要です。

耳鼻咽喉科の英語表現

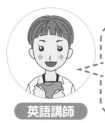

耳鼻咽喉科にも様々な疾患がありますね。すべて覚える必要はないですが、**mouth ulcer**（口内炎）、**vertigo**（めまい）等は覚えておくと便利だと思いますよ。

それくらいなら覚えられそうです！

耳鼻咽喉科系の疾患の用語

まずは、主な耳鼻咽喉科系の疾患の英語を確認しましょう。

▼主な耳鼻咽喉科系の疾患の英単語

acute epiglottitis	急性喉頭蓋炎
allergic rhinitis	アレルギー性鼻炎
deafness	難聴
dizziness / vertigo	めまい
dysarthria	構音障害
dysgeusia / taste disorder	味覚異常
dysphagia	嚥下障害
dysphonia	発声障害
gastroesophageal reflux disease (GERD)	胃食道逆流症
laryngeal cancer / laryngeal carcinoma	喉頭がん
laryngitis	喉頭炎
lymphadenopathy	リンパ節腫脹
maxillary cancer	上顎がん
maxillary empyema	蓄膿症
Meniere's disease	メニエール病
oral cancer / oral carcinoma	口腔がん
otitis externa	外耳炎
otitis media	中耳炎
parotiditis / epidemic parotiditis	耳下腺炎／流行性耳下腺炎（おたふくかぜ）
peritonsillar abscess	扁桃周囲膿瘍

pharyngeal cancer	咽頭がん
pharyngitis / sore throat	咽頭炎
salivary gland swelling	唾液腺腫脹
sinusitis / rhinosinusitis	副鼻腔炎
sleep apnea syndrome	睡眠時無呼吸症候群
smell disorder	嗅覚異常
smell disorder /olfaction disorder	嗅覚障害
stomatitis / oral ulcer / mouth ulcer/ canker sore	口内炎
sudden deafness	突発性難聴
thyroid tumor /thyroid neoplasm	甲状腺腫瘍
tongue cancer	舌がん
tonsillitis / tonsil inflammation	扁桃炎
vocal cord polyp	声帯ポリープ

（アルファベット順）

患者さんの主訴の英語表現

　主訴の英語表現です。鼻や咽喉の症状は、かぜ
症候群のところで紹介したものとも関連します
（➡ p.42参照）。併せて確認しましょう。

●耳の症状

- I can't hear well. It sounds like somebody is covering my ears.
  耳が塞がれたように聞こえにくくなりました。

- I have vertigo and went to see a doctor.
  I was diagnosed with Meniere's disease.
  めまいがして受診しました。メニエール病と診断されました。

- I had a yellow discharge from my right ear and I was told that I may have a bacterial infection.
  右耳から黄色い耳垂れがあり、感染症と診断されました。

- I've been having tinnitus for a month.
  1か月ほど耳鳴りが続いています。

● 鼻の症状

・I have a sinus problem.
　蓄膿症です。

・I have something like a pimple in my left nostril and it hurts.
　左の鼻孔にできものができて痛いのです。

・I have a stuffy nose and it's giving me a headache.
　鼻づまりです。頭痛がします。

・I've got a nosebleed.
　鼻血が出ました。

・I have had yellow snot for three days and I'm sneezing a lot.
　3日ほど前から黄色い鼻水が出て、くしゃみもひどいです。

・I've lost my sense of smell all of a sudden.
　とつぜん匂いを感じなくなりました。

● 咽喉の症状

・I have pain around my Adam's apple.
　のどぼとけのあたりが痛いのです。

・The doctor told me that my tonsil is swollen.
　医師は扁桃腺が腫れていると言っていました。

・My throat is swollen and it's hard to swallow food.
　のどが腫れていて、食事がしにくいです。

・I lost my sense of taste after I had a high fever.
　高熱が出たあと、味覚を感じにくくなりました。

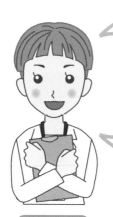

英語講師

のどぼとけを英語で **Adam's apple**（アダムのリンゴ）といいます。これは、旧約聖書に由来します。アダムが禁断の果実を食べたときに、果実をのどに詰まらせ、果実はのどぼとけになったそうです。

鼻炎は **rhinitis** とも表現します。頭の片隅に入れておいてくださいね。

鼻炎の人は多いでしょうから、使えそうですね！

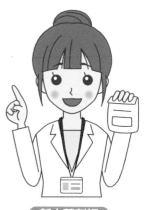

新人薬剤師

100

耳鼻咽喉科疾患での会話例

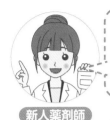

新人薬剤師

アレルギー薬の服薬指導はよくしますが、点耳薬の投薬はあまり経験がありません……。英語でしっかり説明できるようにしておきたいです！

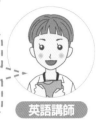

英語講師

耳鼻咽喉科の門前薬局でない限り、あまり点耳の処方はないかもしれませんね。でも中耳炎はよくある疾患ですし、英語表現を覚えておきましょう。

中耳炎で点耳薬を処方された患者さんとの英会話

目薬が**eye drop**であることはご存じの方も多いかもしれません。では点耳はいかがでしょう？実は簡単、**ear drop**です。このように、知っている言葉からの応用で他の表現を想像できるようになってくると、英語の習得は速いです。

会話例

薬剤師 **What brings you here today?**
今日はどうされましたか？

患者 **I was diagnosed with otitis media.**
中耳炎と言われました。

薬剤師 **The doctor prescribed an oral antibiotic and ear drops.**
抗菌薬の飲み薬と、点耳薬が処方されています。

Don't stop taking this medicine until you finish it all.
Also, antibiotics may cause diarrhea.
抗菌薬は処方された分を飲み切るようにしてください。下痢になることあるので注意してください。

Did the doctor tell you how to use the ear drops?
点耳薬の使い方は先生から説明はありましたか？

患者 **Yes. The doctor told me to place two to three drops into each / my right / my left ear.**
両方／右／左の耳に2〜3滴垂らすように言われました。

アレルギー性鼻炎の患者さんとの英会話

　慣れない国に来てアレルギー症状が出る方もいるでしょうから、鼻炎の場合の服薬指導もできるようになっておきましょう。

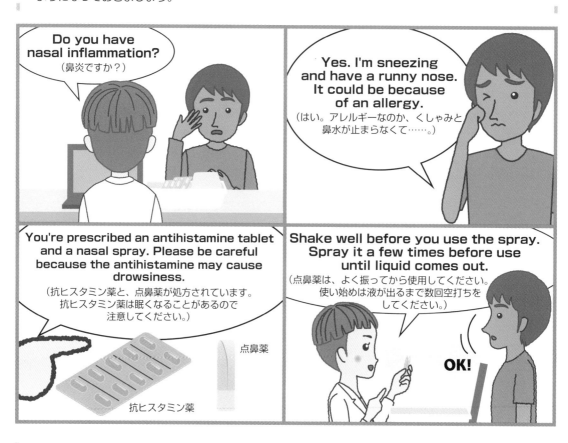

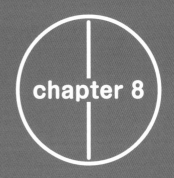

chapter 8

薬局英会話：整形外科編

思わぬ事故だけでなく、腰痛、膝関節（しつかんせつ）の痛みなどの持病で
医療機関を訪れる人もいるはずです。
整形外科についても、英語表現を確認しましょう。

整形外科用語の英語表現

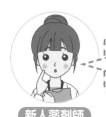

新人薬剤師

整形外科は痛みに関する表現が多くて覚えるのが大変そう……。

確かに痛みに関する主訴が多くなりますね。**bruise**（打撲・痣）、**stiff shoulders**（肩こり）、**muscle pain**（筋肉痛）などは日常会話でもよく使う表現ですから、覚えておくととても便利ですよ。

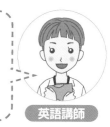

英語講師

 ## 整形外科の用語

　薬局で出会うことの多い整形外科疾患の英単語を紹介します。とはいえ、基本的には"**Do you have pain in your ○○?**"（○○が痛いですか？）で通じます。○○に身体のパーツを入れてコミュニケーションをとってみてください。

▼主な整形外科疾患・症状・状態の英単語

abrasion / excoriation	擦過傷（擦り傷）
arthritis / joint inflammation	関節炎
backache / low back pain / lumbago	腰痛
bone fracture / broken bone	骨折
bruise	打撲
burn / burn wound / burn injury	熱傷・やけど
cervical sprain / whlplash	頸椎捻挫
compression fracture	圧迫骨折
crick in the neck / sprained neck	寝違え
damage [injury] to ligament / desmorrhexis	靭帯損傷／靭帯断裂
disc [disk] herniation / herniated disc [disk]	椎間板ヘルニア
dislocation	脱臼
dyskinesia / movement disorder	運動障害
fall	転倒
frostbite	凍傷
frozen shoulder	五十肩
gait disorder	歩行障害

joint pain	関節痛
knee osteoarthritis	変形性膝関節症
lumbar spondylolysis	腰椎分離症
lumbosacral strain / strained back	ぎっくり腰
motor paralysis	運動麻痺
muscle cramp	筋痙攣、攣る
pulled muscle	肉離れ
muscle rupture	筋断裂（肉離れ）
myalgia / muscular pain / muscle pain	筋肉痛
osteoarthritis of the spine / spondylosis deformans	変形性脊椎症
osteoporosis	骨粗鬆症
paralysis / numbness	麻痺
sciatica / sciatic neuralgia / sciatic pain	坐骨神経痛
shoulder discomfort / shoulder stiffness / stiff shoulder	肩こり
sprain / wrench	捻挫
stress fracture / fatigue fracture	疲労骨折
tear / rupture of Achilles tendon	アキレス腱断裂
tennis elbow	テニス肘
whiplash injury	むち打ち症

（アルファベット順）

column

ハラルについて

　日本では、あまり宗教を意識して生活をすることはないと思います。しかし、世界にはキリスト教（カトリック／プロテスタント）、イスラム教、仏教、ヒンズー教など様々な宗教があり、信心深い人も珍しくはありません。

　服薬指導が宗教によって影響されることは想像しにくいかもしれませんが、戒律で食べてはいけないものがある人たちには少し注意が必要です。

　ハラルフードというのをご存じでしょうか？　豚やアルコールなど、ムスリム（イスラム教徒）が摂取を禁じられているものを含まない食品をいいます。ムスリムの人たちの中には、薬についても "**Is it halal?**"（これはハラルですか？）と聞いてくる人もいるかもしれません。医薬品の中には添加剤に豚由来のゼラチンを使用しているものもあります。それは製薬メーカーに問い合わせをして確認する必要があるので、"**This capsule may be made of pork gelatin. Let me check with the maker to confirm what the capsule is made from.**"（カプセルに豚由来のゼラチンが使われている可能性があります。メーカーに確認させてください）と伝えましょう。

患者さんの主訴の英語表現

　薬局でよくみられる患者さんの主訴表現を確認
してみましょう。

- I have pain in my left shoulder and I can't lift my arm.
  左肩が痛くて、腕が上がらなくなりました。
- I was diagnosed with sciatica.
  坐骨神経痛と診断されました。
- I have stiff shoulders.
  肩が凝っています。
- I have a backache and had a nerve blocking injection.
  腰が痛くて、ブロック注射を打ってもらいました。
- The base of my right thumb hurts.
  右手の親指の付け根が痛いです。
- I have pain around my right shoulder blade.
  右の肩甲骨のあたりが痛みます。
- My groin hurts.
  鼠径部が痛みます。
- I got whiplash in a traffic accident.
  交通事故でむち打ち症になりました。
- My left hand is still numb.
  左手に麻痺が残っています。
- I've had muscle pain since I played futsal for the first time in ages.
  久しぶりにフットサルをしたら、筋肉痛になりました。

整形外科疾患での会話例

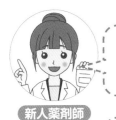

新人薬剤師

整形外科では内服薬から外用薬まで様々な剤形の薬が処方されるので、会話例で勉強したいです。

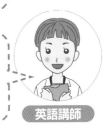

英語講師

内服薬についてはこれまでに紹介した表現を応用できるはずですよ。ここではまだ出てきていない湿布薬について練習してみましょう。

捻挫をした患者さんとの英会話

　整形外科疾患の会話例として **sprain**（捻挫）をテーマにしてみました。オリンピック観戦で興奮して足を捻挫する患者さんが来るかもしれません（笑）。

会話例

薬剤師　**Where do you feel pain?**
　　　どこか痛みがありますか？

患者　**In my ankle, I twisted it yesterday.**
　　　足首です。昨日捻挫してしまって。

薬剤師　**Oh, I'm very sorry to hear that. The doctor prescribed a cold patch for pain.**
　　　それは大変でしたね。痛み止めの湿布が処方されています。

　　　Please pay attention to your skin because it may cause a skin irritation.
　　　かぶれることがあるので注意してください。

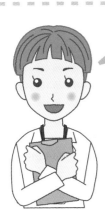

英語講師

会話例では、患者さんは痛みを訴えていますね。"**May I ask what happened?**"（何があったのか聞いてもよろしいですか？）と原因を尋ねてみたら、患者さんの信頼も得られるのではないでしょうか。

共感は大切ですね！

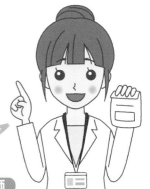

新人薬剤師

光線過敏症の説明

　消炎鎮痛成分のケトプロフェンが含有されている湿布薬は、**photosensitivity**（光線過敏症）を引き起こしやすいといわれています。ケトプロフェン配合の湿布薬が処方されている場合には必ず説明をしましょう。

> **会話例**
>
> 薬剤師　**This patch has ketoprofen as an active ingredient. Ketoprofen is known as a drug that causes photosensitivity reactions. Please avoid exposing the affected area to sunshine.**
>
> この湿布薬にはケトプロフェンが有効成分として配合されています。ケトプロフェンは光線過敏症を引き起こす薬剤として知られています。患部を日光にさらさないようにご注意ください。

NSAIDs以外の鎮痛剤の説明

　欧米では、オピオイド系（オキシコドン等）のような強い鎮痛剤が日本よりは簡単に手に入ったりします。ですので、「もっと強い鎮痛剤がほしい」と言われることもあるかもしれません。その際は、以下のように説明し、日本では慢性的で強い痛みがある場合（多くはがん患者）を除いてまず処方されない、という旨をお伝えしましょう。

> **会話例**
>
> 患者　**Could you give me stronger painkillers like opioids?**
>
> オピオイドみたいなもっと強い鎮痛剤を出してもらえませんか？
>
> 薬剤師　**To get an opioid, you need to get a narcotic prescription here in Japan. However, it is not so easy to get a narcotic prescription unless you're a cancer patient. You should consult with your doctor directly for stronger painkillers.**
>
> オピオイド系の薬をもらうには、麻薬処方箋を書いてもらう必要があります。ただし、がん患者さん以外で麻薬処方箋を書いてもらうのは難しいかもしれません。より強い薬については、医師に相談してみてください。

chapter 9

薬局英会話：眼科編

結膜炎やアレルギーなどの急性症状だけでなく、

緑内障、白内障などの慢性疾患を抱えた患者さんが来ることもあるでしょう。

この章では、眼科の会話例を紹介します。

眼科の英語表現

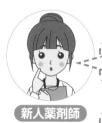

新人薬剤師

眼科の疾患名ってあんまりなじみがないです……。

いざというときに困らないように、一緒に勉強しましょう。

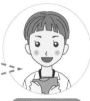

英語講師

眼科の用語

glaucoma（緑内障）とcataract（白内障）は覚えておくといいでしょう。結膜炎などは**eye inflammation**（目の炎症）とも表現できます。また、「老眼」という言葉は英語圏では一般的ではな

く、"**My eye sight is getting worse.**"（視力が悪くなってきた）という表現のほうが通じやすいと思います。あくまで医学的専門用語ですので、ここに載せた用語に固執する必要はありません。

▼主な眼科疾患の英単語

age-related macular degeneration	加齢黄斑変性
angle-closure glaucoma / closed-angle glaucoma	閉塞隅角緑内障
astigmatism / astigmatic eye / astigmatic vision	乱視
Behcet disease	ベーチェット病
blindness	失明
bloodshot eye / injected eye / red eye	充血
blurring vision / misty vision	霧視
cataract	白内障
conjunctivitis	結膜炎
corneal herpes	角膜ヘルペス
corneal infection	角膜感染症
detached retina / ablatio retinae	網膜剥離
diabetic retinopathy	糖尿病網膜症
double vision / diplopia	複視
dry eye	ドライアイ
eye fatigue / eyestrain / asthenopia	眼精疲労
eye floater	飛蚊症
eye twitching	眼瞼痙攣
far-sighted / long-sighted	遠視
glaucoma	緑内障

hordeolum / sty / chalazion	麦粒腫、霰粒腫
icterus / jaundice	黄疸
infectious endophthalmitis	感染性眼内炎
myopic vision / near-sighted / short-sighted	近視
open-angle glaucoma	開放隅角緑内障
poor eyesight / impaired vision	視力低下
presbyopia / far-sighted	老視（老眼）
pterygium	翼状片
ptosis / blepharoptosis / eyelid ptosis	眼瞼下垂
retinal vein blockage / retinal vein occlusion	網膜静脈閉塞
retinitis pigmentosa / retinal pigmentary degeneration	網膜色素変性
sarcoidosis	サルコイドーシス
squint / squint-eyed	斜視
uveitis	ぶどう膜炎
weak eyesight	弱視

（アルファベット順）

患者さんの主訴の英語表現

　目についてもいろいろな病態・症状がありますね。主なものを紹介します。

- I have some mucous in my right eye these days.
  最近、右目から目やにが出ます。
- I'm going to have a cataract surgery next week.
  来週、白内障の手術を受ける予定です。
- The doctor told me that my left eye is bloodshot.
  左目が充血していると医師に言われました。
- I have had an ophthalmoscopy today.
  病院で眼底検査を受けてきました。
- I have myopic and astigmatic vision.
  私は近視で、しかも乱視です。
- I fell asleep with my contact lenses in and woke up with eye pain.
  コンタクトレンズをしたまま眠ってしまって、目が痛くなりました。
- I got sand in my right eye at the park. It was painful.
  公園で、右目に砂が入って、とても痛かったのです。
- I was diagnosed with cornea damage.
  角膜に傷があると診断されました。
- The doctor told me that I have icterus in the white part of my eyes.
  私の白目に黄疸が出ていると医師は言いました。

- **The doctor told me to wear an eye patch until it gets better.**
  治るまでは眼帯を付けるように医師に言われています。
- **My eyesight is getting worse these days.**
  Maybe I have become far-sighted.
  最近、視力が落ちたようです。老眼でしょうか。
- **The eye drop prescribed last time was too strong.**
  I want something different this time.
  以前出してもらった目薬は、刺激が強すぎたので、別のものを出してほしいです。
- **My eyesight has been getting worse since last year. It is 0.5 now.**
  去年と比べて、ずいぶんと視力が低下しました。今は0.5です。
- **I have a sty inside of my eyelid and it hurts a lot.**
  まぶたにデキモノができて、とても痛いです。
- **I stayed up late and got conjunctivitis.**
  夜更かしをしたから、結膜炎になってしまいました。
- **I was told that the pressure in my eye is too high.**
  眼圧が高いと言われました。

We don't say we have "aged eyes".
We call it far-sighted instead.
(老眼を「老いた眼」とは表現しません。
代わりに far-sighted と言います。)

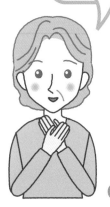

患者さん

眼科の会話例

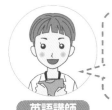
英語講師

眼科での会話例として、コンタクトレンズ使用によるかゆみを訴える症例と、緑内障の点眼薬の処方例を挙げてみました。

どちらも薬局でよく見かける症例ですね。

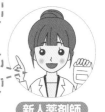
新人薬剤師

コンタクトで目のかゆみを訴える患者さんとの英会話

コンタクトレンズに吸着する目薬がありますよね？　どのような注意をしたらいいでしょうか？　使い捨ての場合は、"**You don't need to worry about it if you are wearing one-**day disposable contact lenses."（1日使い捨てレンズの場合は気にしなくて大丈夫です）と言いましょう。

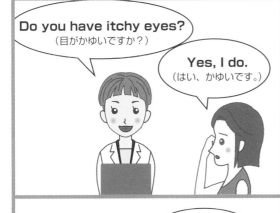

Do you have itchy eyes?
（目がかゆいですか？）

Yes, I do.
（はい、かゆいです。）

The doctor prescribed an anti-itch eye drop.
（かゆみを抑える目薬が処方されています。）
Put 1 drop in each eye 3 times a day.
（1日3回点眼してください。）

Are you wearing contact lenses?
（コンタクトレンズは使用していますか？）

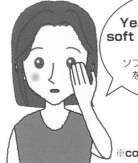

Yes. I'm wearing soft contact lenses.
（はい。ソフトコンタクトレンズを使用しています。）

※**contacts**と短く言っても会話では通じます

Please use this without contact lenses because this medicine may deform the lenses.
（この目薬はソフトコンタクトレンズを変形させてしまうことがあるので、外した状態で点眼してください。）

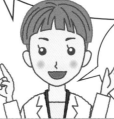

You can put your contact lenses in 10 minutes after you used the eye drops.
（点眼後10分くらい経てば、コンタクトレンズを装着しても大丈夫です。）

緑内障の点眼が処方された患者さんとの英会話

続いて、緑内障の点眼が処方された患者さんとの英会話例です。緑内障では、閉塞隅角緑内障か開放隅角緑内障のどちらかを確認しましょう。

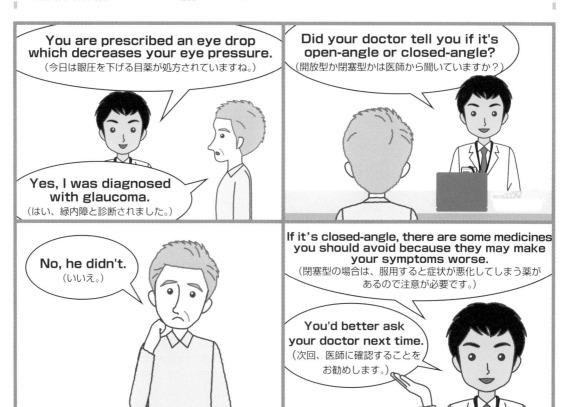

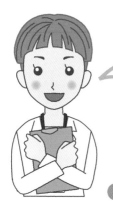

眼圧を下げるプロスタグランジン系の点眼薬では、副作用として虹彩色素沈着やまぶたの色素沈着（黒ずみ）、まつげが太く長くなるなどがあります。このような副作用は、"**eye color change, darkening of eyelid skin and eyelash growth**"（虹彩色素変化、まぶたの黒ずみ、まつげの成長）と伝えるといいでしょう。

英語講師

chapter 10

薬局英会話：会計編

会計時の英語表現について確認してみましょう。

会計時の英語表現

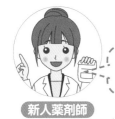

新人薬剤師

服薬指導のあとは会計ですね。

ここでは、金額や支払い方など、基本的な英語表現を紹介します。

英語講師

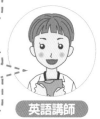

服薬指導の終わりに

服薬指導が終われば、続いて会計を進めます。その前に、"**That's all for today. Do you have questions?**"（説明は以上です。ご質問はありませんか？）と確認してみましょう。質問がなければ、"**May I give you your total for today if you don't have any more questions?**"（ご質問がなければ会計をさせていただきます）と伝えます。

金額を説明する

金額の説明は、たとえば"**Your total for today is** ○○○ **yen**"（お支払いは○○○円です）と伝えるとよいでしょう。このときに、明細書の金額を指で示しながら伝えると誤解が少なく、わかりやすいかもしれません。

● **数字の英語表現**

英語には、日本語の万に当たる単位がありません。金額を説明する際には、とっさに表現が思い浮かばず戸惑うことがあるかもしれません。会計時のコミュニケーションも大切です。スムーズに説明できるよう、数字の表現を確認しておきましょう。

▼金額の英語表現

1,000円	one thousand yen
2,000円	two thousand yen
10,000円	ten thousand yen
1,572円	one thousand five hundred seventy two yen

支払い方法を確認する

続いて、支払い方法を確認します。昨今では、電子マネーを利用できる薬局も増えてきましたね。

- **Would you like to pay in cash or by credit card?**
  お支払いは現金にしますか、それともクレジットカードにしますか。
- **I'm very sorry, but we don't take credit cards.**
  申し訳ありませんが、クレジットカードは取り扱っていません。
- **We accept credit cards.**
  クレジットカードをご利用いただけます。
- **We only accept cash.**
  お支払いは現金のみです。
- **We accept credit cards only for charges over 5,000 yen.**
  この薬局では、クレジットカードは5千円以上でないと使えません。
- **You can pay with e-money. We accept ABC pay and DEF pay.**
  電子マネーに対応しています。使える電子マネーはABC payとDEF payです。
- **We can't accept e-money.**
  電子マネーはご利用いただけません。

会計が済んだら、日本では「お大事になさってください」と言いますね。英語では"**Take care!**"です。より丁寧には"**Please take care.**"と伝えるとよいでしょう。

英語講師

分割払い

日本では、少額であってもレジで「何回払いにしますか？／一括でよろしいですか？」と質問されることがあります（英語では"**How many installments would you like to pay this for? / Would you like to pay in full?**"）。しかし、西欧諸国では、一般的に分割払いは行いません。所持するカードによっては技術的に認めていないケースもあるようです。ですので、分割払いについての質問は、外国人患者を混乱させる可能性があります。クレジット・カードは一括を原則として取り扱ったほうがよいでしょう。

会計時の会話例

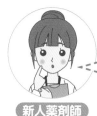

新人薬剤師

いよいよ最後の英会話ですね。なんだか寂しい感じも……。

終わりよければすべてよし、ですね。服薬指導の最後を締めくくりましょう！

英語講師

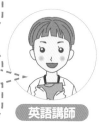

会計時の英会話

現金での支払いのケースです。お釣りの説明も含めて、スムーズな会話を目指しましょう。

金額の英語読みはp.116を確認しましょう。

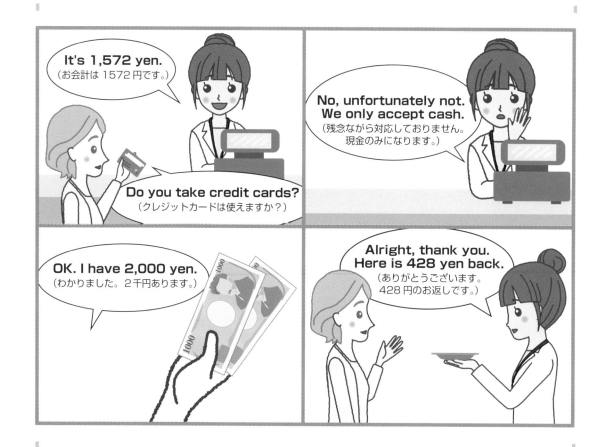

さいごに

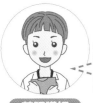
英語講師

本書では、薬局の日常業務の中で、服薬指導を軸にした英語表現を確認してきました。

新人薬剤師

実際に働いている気分で、英語表現を学べたのがよかったです！

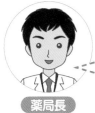
薬局長

外国人患者さんとの服薬指導に自信が持てそうですか？

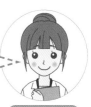
新人薬剤師

どうでしょう……。まだドキドキするかも（笑）。
でも、前よりは積極的になれそうです！

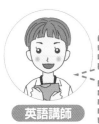
英語講師

そうですね。語学は一朝一夕でマスターできるものではありませんから。
これからも引き続き服薬指導と英語学習をがんばってくださいね！

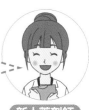
新人薬剤師

はい！　がんばります！

ベンジャミン・ジョンソン氏から読者へのメッセージ

　ベンジャミン・ジョンソン氏には、ご厚意から本書の英文ネイティブチェックを担当していただきました。彼から、読者に向けての激励のメッセージをいただきました。ここで紹介させていただきます。

Japanese pharmacists and their supporting staff are considered some of the most highly trained, educated practitioners in the world. They have the knowledge and skill to help people from around the world. The only thing preventing pharmacists in Japan from achieving this noble goal is their limited English ability. This book is the springboard to clear this language hurdle. International patients can now get the high quality care Japan is known for, in a language they can understand. With this book on the shelf of every pharmacy in Japan, any patient that enters can leave with a clear understanding of their condition and necessary medications.

Benjamin Johnson

Benjamin Johnson [English Language Editor]

Born and raised in the San Francisco Bay Area. Graduated from UCLA with a BA in Philosophy, and CSUDH with a MA in World Literature. He began living in Japan in 2006. Since then he has built a career teaching and consulting internationally-minded adult learners. His teaching CV includes: Yamaguchi University, the National Institute of Technology, multiple top-tier engineering and manufacturing companies, and a prominent pharmaceutical company. He has functioned as both editor and native check editor for a variety of ESL and academic publications. He currently lives in Tokyo.

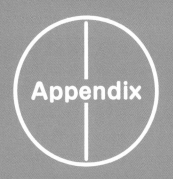

Appendix

巻末資料

「指さし英会話」は、よく使う英語表現を「指さし」でコミュニケーションできるように編集したものです。薬局でのシチュエーションを「患者さんの訴えを確認する」「治療歴・既往歴を確認する」「体質・特性を確認する」「生活習慣を確認する」「治療に対する希望を確認する」「治療状況を確認する」「処方薬の説明をする」の7つに分けて、必要なフレーズをすぐに探せるようにしました。なお、本文123〜133ページの「指さし英会話」は、直接、切り取って利用することもできますが、右記のQRコード、または「https://www.shuwasystem.co.jp/support/7980html/6111.html」にアクセスしてPDFデータをダウンロードできます。印刷してご利用ください。

初回質問票（英語版）

Interview Sheet

(Month/ Date/ Year :　　　/　　　/　　　)

Please fill this form in order for you to take medicine safely and effectively.

First Name :　　　　　　　　　　　Date of Birth : (Month　　　/Date　　　/Year　　　)

Post Code

Address :　　　　　　　　　　　　Phone Number :

① **Have you ever had allergic reactions to specific medicines or food?**

　Medicine　(Yes　Name of the medicine :　　　　　　　　　　　　　　　/ No)

　Food　　　(Yes　What kind :　　　　　　　　　　　　　　　　　　　/ No)

　＊If yes, what kind of symptoms did you have?

　1. rash　　　　　2. dry mouth　　　3. constipation　　4. diarrhea　　5. drowsiness

　6. headache　　　7. stomachache　　8. nausea　　　　9. difficulty breathing

　10. other (　　　　　　　　　　　　　　　　　　　)

② **Have you ever been diagnosed with any of the following diseases?**

　1. asthma　　　　2. atopy　　　　　3. anemia　　　　4. rhinitis　　　5. glaucoma

　6. high blood pressure　　　　　　7. diabetes　　　8. kidney disorder

　9. hepatic disorder　　　　　　　10. duodenal ulcer

　11. other (　　　　　　　　　　　　　　　　　　　)　　12. N/A

③ **Are you currently visiting other doctors regularly?**

　(Yes　Which clinic :　　　　　　　　　　　　　　　　　　　　　　　/ No)

④ **Are you currently taking any medicine (include external medicine, prescribed, and OTC)?**

　(Yes　Name of the medicine :　　　　　　　　　　　　　　　　　　　/ No)

⑤ **Please select from below what describes your daily life tendencies.**

　1. gastrasthenia　　　　2. insomnia　　3. constipation　　　4. diarrhea

　5. cold constitution　　　6. irritated skin

　7. other (　　　　　　　　　　　　　　　　　)　　8. N/A

⑥ **Do you have an allergy for anything listed below?**

　1. egg　　　2. milk　　3. dust mites　　4. house dust　　5. fungus　　　6. metal

　7. pollen　　8. other (　　　　　　　　　　　　　　　)　　9. N/A

⑦ **Please select any that apply to your lifestyle from below.**

　1. drive cars or ride motorbikes　　2. irregular sleep

　3. have a risky occupation (work in high places/ use machines, etc.)

　4. irregular meal　5. N/A

⑧ **Do you drink alcohol?**　　　　　⑨ **Do you smoke?**

　(Yes [everyday ・ sometimes] / No)　(Yes [How many a day? :　　　] / No)

⑩ **Would you prefer generic medication?**

(Yes / No)

【For female patients only】

⑪ **Are you pregnant or possibly pregnant?**

　(Yes [Due date :　　　year/　　　month　] / No)

⑫ **Are you breast-feeding?**

　(Yes [Delivery date :　　　year/　　　month　] / No)

⑬ **Please feel free to ask anything.**

[　　　　　　　　　　　　　　　　　　　　　　　　　　　　　　]

＊The personal information will not be used for any purposes other than to help patients take medication safely, effectively and appropriately.

指さし英会話

① 患者さんの訴えを確認する

 ● **Please point out where you have troubles.**
具合が悪いのはどこですか？

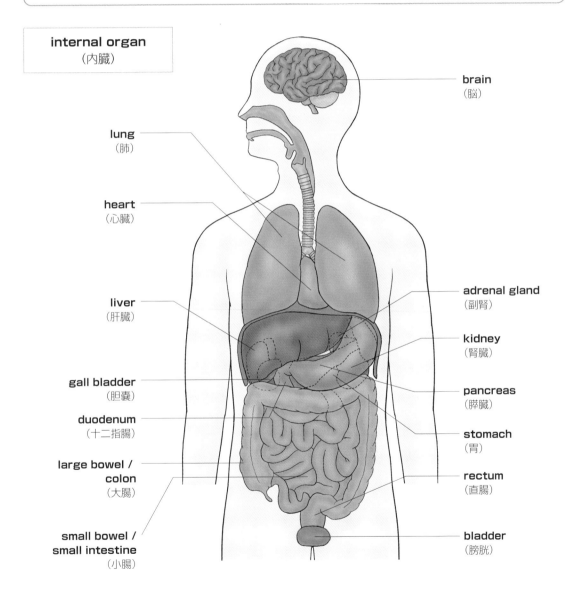

internal organ
（内臓）

brain
（脳）

lung
（肺）

heart
（心臓）

liver
（肝臓）

gall bladder
（胆嚢）

duodenum
（十二指腸）

large bowel /
colon
（大腸）

small bowel /
small intestine
（小腸）

adrenal gland
（副腎）

kidney
（腎臓）

pancreas
（膵臓）

stomach
（胃）

rectum
（直腸）

bladder
（膀胱）

※本資料は、頻出表現のみを取り上げました。すべての事例に対応しているわけではありません。

● **Please point out where you have troubles.**
具合が悪いのはどこですか？

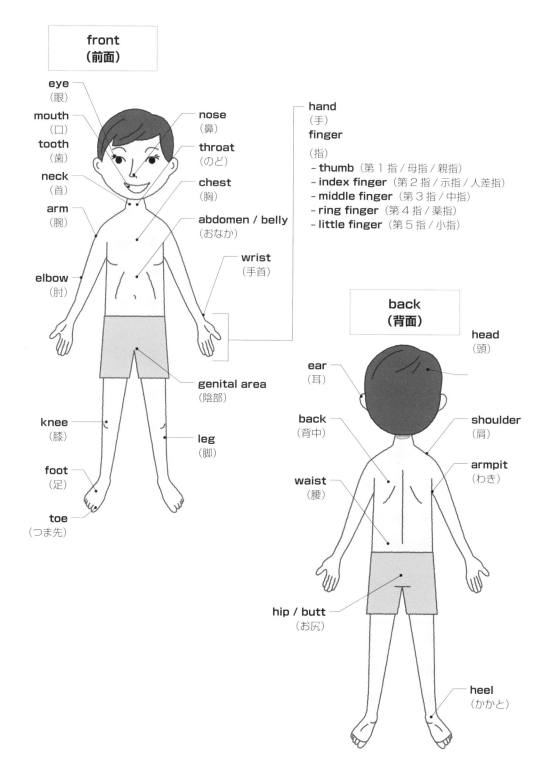

front
（前面）

eye
（眼）

mouth
（口）

tooth
（歯）

neck
（首）

arm
（腕）

elbow
（肘）

knee
（膝）

foot
（足）

toe
（つま先）

nose
（鼻）

throat
（のど）

chest
（胸）

abdomen / belly
（おなか）

wrist
（手首）

genital area
（陰部）

leg
（脚）

hand
（手）
finger
（指）
– **thumb**（第 1 指 / 母指 / 親指）
– **index finger**（第 2 指 / 示指 / 人差指）
– **middle finger**（第 3 指 / 中指）
– **ring finger**（第 4 指 / 薬指）
– **little finger**（第 5 指 / 小指）

back
（背面）

head
（頭）

ear
（耳）

back
（背中）

waist
（腰）

shoulder
（肩）

armpit
（わき）

hip / butt
（お尻）

heel
（かかと）

※本資料は、頻出表現のみを取り上げました。すべての事例に対応しているわけではありません。

●Please point out your symptoms.
お困りの症状を教えてください。

 ●What brings you in here today?
今日はどうされましたか？

cold (かぜ) flu (インフルエンザ)	headache (頭痛)	migraine (偏頭痛)
	fever (発熱)	runny nose (鼻水)
	sore throat (のどの痛み)	cough (咳)
	others (その他)	

digestive symptoms (消化器症状)	stomachache (胃痛)	upset stomach (胸焼け)
	vomit (嘔吐)	diarrhea (下痢)
	constipation (便秘)	others (その他)

hay fever (花粉症)	runny nose (鼻水)	
	rhinitis / nasal inflammation (鼻炎)	
	Itchy eye (目のかゆみ)	sore throat (のどの痛み)
	others (その他)	

respiratory symptoms (呼吸器症状)	wheeze (喘鳴)	terrible cough (激しい咳)
	trouble breathing (呼吸が苦しくなる)	
	asthma attack (喘息発作)	others (その他)

metabolic diseases (代謝系疾患)	diabetes (糖尿病)	high blood pressure (高血圧)
	dyslipidemia (脂質異常症)	hyperuricemia (高尿酸血症)
	gout (痛風)	others (その他)

dermatological symptoms (皮膚科症状)	acne (ざ瘡、にきび)	
	allergic reaction (アレルギー反応)	
	atopic dermatitis (アトピー性皮膚炎)	
	cheilitis (口唇炎)	dermatitis (皮膚炎)
	rash (発疹)	hives (蕁麻疹)
	herpes zoster (帯状疱疹)	herpes labialis (口唇ヘルペス)
	itching (掻痒、かゆみ)	bug bite (虫刺され)
	burn (やけど)	others (その他)

gynecological diseases (婦人科症状)	PMS (月経前症候群)	irregular period (生理不順)
	menstrual pain / cramp (生理痛)	
	bladder inflammation (膀胱炎)	
	others (その他)	

※本資料は、頻出表現のみを取り上げました。すべての事例に対応しているわけではありません。

otolaryngological symptoms (耳鼻科症状)	runny nose (鼻水)	
	rhinitis / nasal inflammation (鼻炎)	
	mouth ulcer / canker sore (口内炎)	
	vertigo (めまい)	otitis media (中耳炎)

injury or orthopedics symptoms (外傷・整形外科症状)	stiff shoulder (肩こり)	muscle pain (筋肉痛)
	whiplash (むち打ち)	bruise (痣、打撲)
	joint pain (関節痛)	

ophthalmological symptoms (眼科症状)	Itchy eye (目のかゆみ)	dry eye (ドライアイ)
	glaucoma (緑内障)	cataract (白内障)
	sty (ものもらい)	

others (その他)

② 治療歴・既往歴を確認する

● **Have you ever had allergic reactions to specific medicines or food?**
お薬や食べ物で発疹が出たり、いつもと変わった症状を起こしたりした経験はありますか？

Yes	No
☐ **medicine** (薬)　　　　　☐ **food** (食べ物) ・ **Could you please tell us the name of the medicine or kinds of food?** 　薬の名前や食べ物の種類を教えてください ・ **What kinds of symptoms did you have? Please select from below.** 　どんな症状がありましたか？　下記から選んでください。 ☐ **rash** (発疹)　　　　　　　☐ **dry mouth** (口渇) ☐ **constipation** (便秘)　　　☐ **diarrhea** (下痢) ☐ **drowsiness** (眠気)　　　　☐ **headache** (頭痛) ☐ **stomachache** (胃痛)　　　☐ **nausea** (吐き気) ☐ **difficulty breathing** (息苦しさ)　☐ **other** (その他)	

※本資料は、頻出表現のみを取り上げました。すべての事例に対応しているわけではありません。

● **Have you ever been diagnosed with any of the following diseases?**
次の病気にかかったことはありますか？

Yes	No
☐ asthma（喘息）　　☐ atopy（アトピー） ☐ anemia（貧血）　　☐ rhinitis（鼻炎） ☐ glaucoma（緑内障）　　☐ high blood pressure（高血圧） ☐ diabetes（糖尿病）　　☐ kidney disorder（腎疾患） ☐ hepatic disorder（肝疾患）　　☐ duodenal ulcer（十二指腸潰瘍） ☐ other（その他）	

● **Are you currently visiting other doctors regularly?**
現在、ほかの医院・病院におかかりですか？

Yes	No
・**Could you please tell us the name of the clinic(s)?** どこの病院か教えていただけますか？ ☐ ☐ ☐ ☐ ☐	

● **Are you currently taking any medicine(s)?**
現在、ほかにもお薬を飲んでいらっしゃいますか？

Yes	No
・**Please write the name of the medicine(s)?** 薬は何ですか？ ☐ ☐ ☐ ☐ ☐	

● **Do you have a medicine notebook?**
（お薬手帳はお持ちですか？）

※本資料は、頻出表現のみを取り上げました。すべての事例に対応しているわけではありません。

③ 体質・特性を確認する

 ● Please select from below if you have any of the following tendencies in your daily.
あなたの体質の中で、次に当てはまるものはありますか？

Yes		No
☐ gastrasthenia (胃弱)	☐ insomnia (不眠)	
☐ constipation (便秘)	☐ diarrhea (下痢)	
☐ cold constitution (冷え症)	☐ irritated skin (かぶれやすい)	
	☐ other (その他)	

● Do you have an allergy to anything listed below?
以下に当てはまるアレルギーはありますか？

Yes		No
☐ egg (卵)	☐ milk (牛乳)	
☐ dust mites (ダニ)	☐ house dust (ハウスダスト)	
☐ fungus (カビ)	☐ metal (金属)	
☐ pollen (花粉)	☐ other (その他)	

小児に対して

● What's her / his weight?
お子さんの体重はどのくらいですか？

● How old is she / he?
お子さんの年齢はおいくつですか？

女性に対して

● Are you pregnant or possibly pregnant?
現在、妊娠中または妊娠の可能性がありますか？

● Are you breast-feeding ?
現在授乳中ですか？

※本資料は、頻出表現のみを取り上げました。すべての事例に対応しているわけではありません。

④ 生活習慣を確認する

● **Please select any that apply to your lifestyle from below.**
生活やお仕事の環境で当てはまるものはありますか？

Yes
☐ **drive cars or ride motorbikes**（車やバイクの運転） ☐ **irregular sleep**（寝る時間が不規則） ☐ **have a risky occupation**（危険を伴う作業） ☐ **irregular meals**（食事時間が不規則） ☐ **other**（その他）

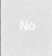

No

● **Do you drink alcohol?**
アルコールは飲みますか？

Yes
How often do you drink? どのくらいの頻度で飲みますか？

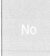

No

● **Do you smoke?**
タバコは吸いますか？

Yes
How many cigarettes do you smoke a day? 1日にどのくらい吸いますか？

No

⑤ 治療に対する希望を確認する

● **Would you prefer generic medication?**
ジェネリックは希望されますか？

● **Would you prefer the medicines that cause less drowsiness?**
眠気が少ない薬を希望されますか？

※本資料は、頻出表現のみを取り上げました。すべての事例に対応しているわけではありません。

⑥ 治療状況を確認する

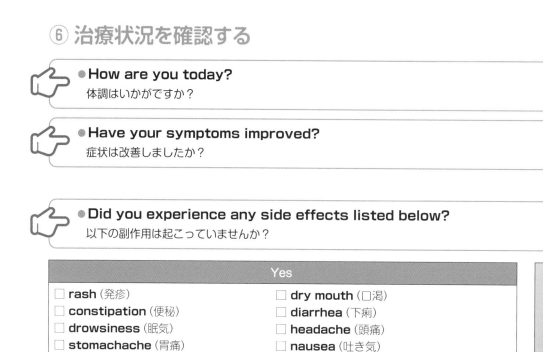

👉 ●How are you today?
体調はいかがですか？

👉 ●Have your symptoms improved?
症状は改善しましたか？

👉 ●Did you experience any side effects listed below?
以下の副作用は起こっていませんか？

Yes		No
☐ rash（発疹） ☐ dry mouth（口渇）		
☐ constipation（便秘） ☐ diarrhea（下痢）		
☐ drowsiness（眠気） ☐ headache（頭痛）		
☐ stomachache（胃痛） ☐ nausea（吐き気）		
☐ difficulty breathing（息苦しさ） ☐ hypoglycemia（低血糖）		
☐ muscle pain（筋肉痛）		

👉 ●Have you ever had hypoglycemia / low blood sugar?
低血糖症状を起こしたことはありますか？

Yes	No
• Take glucose immediately when you have hypoglycemia / low blood sugar. 低血糖症状を起こしたときは、すぐにブドウ糖を摂取してください。	

※本資料は、頻出表現のみを取り上げました。すべての事例に対応しているわけではありません。

⑦ 処方薬の説明をする

効能の説明

- **These tablets are painkillers.**
  これらの錠剤は、痛み止めです。

- **These capsules are stomach medicine.**
  これらのカプセル剤は胃薬です。

- **This powder is an antibiotic.**
  この散剤は抗菌薬です。

- **This syrup / liquid is a cough medicine.**
  このシロップ/液剤は咳止めです。

- **This powder is an intestinal medicine.**
  この散剤は整腸剤です。

- **These yellow tablets are vitamin C supplements.**
  これらの黄色い錠剤はビタミンC剤です。

- **This inhalant is used for asthma.**
  この吸入剤は喘息に用います。

- **This compress relieves back pain.**
  この湿布は腰の痛みをやわらげます。

- **This cream is used for moisturizing.**
  このクリームは保湿に用います。

- **This ointment is an anti-itch medicine.**
  この軟膏はかゆみ止めです。

- **This eye drop is used for cataracts.**
  この点眼薬は白内障に用います。

※本資料は、頻出表現のみを取り上げました。すべての事例に対応しているわけではありません。

Please take 〇〇 tablets / capsules 〇〇 〇〇

1回服用量
• 1 one
• 2 two
• 3 three

服用回数
• once a day（1日1回）
• twice a day（1日2回）
• three times a day（1日3回）

服用タイミング
• before / after breakfast and dinner（朝夕食前／食後）
• before / after every meal（毎食前／食後）
• between meals / 2-3 hours after meal（食間）
• before bedtime（就寝前）
• when necessary（頓服）
• every 〇〇 hours（〇〇時間おきに）
• with meal（食事と一緒に）

（例文）
Please take two tablets three times a day after every meal.
（1回2錠を1日3回毎食後に飲んでください。）

服用期間の定型説明文

● **Please take this medicine for 〇〇 days.**
このお薬は 〇〇 日間服用してください。

● **Please finish taking this medicine even if you start to feel better.**
症状がよくなってもこのお薬は必ず飲み切ってください。

増減量調節可能な場合の説明

● **You can double the dosage as needed.**
必要に応じて、倍量に増量してください。

● **You can reduce the dosage by half as needed.**
必要に応じて、半分に減量してください。

外用薬の使用方法

● **Apply it on your skin 〇〇 times a day.**
1日〇〇回皮膚に塗布してください。

● **We suggest an FTU as an indication.**
塗る量はFTUを目安にしてみてください。

※本資料は、頻出表現のみを取り上げました。すべての事例に対応しているわけではありません。

小児用薬の使用方法

● **Please give it with a spoon / ○○.**
スプーン/○○などで飲ませてあげてください。

● **Please give it at least ○○ hours apart and it doesn't need to be before or after meals.**
○○時間以上間隔をあければ、食事に関係なく服用して大丈夫です。

● **Use it at least ○○ hours after the first use.**
一度使用したら○○時間以上の間隔をあけてください。

吸入・点鼻薬の使用方法

● **Shake well before you use the spray.**
点鼻薬は、よく振ってから使用してください。

● **Spray it a few times before use until liquid comes out.**
使い始めは数回空打ちをしてください。

皮膚用薬の使用方法

● **Please pay attention to your skin because it may cause a skin irritation.**
かぶれることがあるので注意してください。

点眼薬の使用方法

● **Put one drop in each eye ○○ times a day.**
1日○○回点眼してください。

● **Are you wearing contact lenses?**
コンタクトレンズは使用していますか？

● **Please use this without contact lenses because this medicine may deform the lenses.**
この目薬はソフトコンタクトレンズを変形させてしまうことがあるので、外した状態で点眼してください。

● **You can put your contact lenses in 10 minutes after you used the eye drops.**
点眼後10分くらい経てば、コンタクトレンズを装着しても大丈夫です。

※本資料は、頻出表現のみを取り上げました。すべての事例に対応しているわけではありません。

索引

【著者】
井上　さゆり（いのうえ　さゆり）

東京都出身。東邦大学薬学部卒業、薬剤師。調剤薬局勤務を経て、外資系メーカーにて薬事業務に携わる。
世界中の訪れた都市は約40箇所。うち半数は1人で回る。南米を旅するのを夢見てスペイン語も勉強中。

淺沼　晋（あさぬま　すすむ）

おくすり学びLabo代表。東京都小笠原村母島出身、東邦大学薬学部卒業、薬剤師。アマチュアバンド"どてら"のメンバー。著書に『薬局の現場ですぐに役立つ 服薬指導のキホン』『薬局の現場ですぐに役立つ 薬局業務のエッセンス』(秀和システム) がある。

【監修者】
雑賀　智也（さいか　ともや）

メディカルライターズネット代表、千葉大学客員研究員、メディカルライター・薬剤師。東京大学大学院医学系研究科公共健康医学専攻修了（MPH）。著書に『図解入門 よくわかる公衆衛生学の基本としくみ』『看護の現場ですぐに役立つ 人体のキホンと名前の図鑑』(秀和システム) などがある。

【English Language Editor】Benjamin Johnson
【本文イラスト】加藤　華代
【監修】メディカルライターズネット

薬局の現場ですぐに役立つ
実践で学ぶ！ 薬局の英会話

発行日　2020年 8月28日　　　　第1版第1刷

著　者　井上　さゆり・淺沼　晋
監　修　雑賀　智也

発行者　斉藤　和邦
発行所　株式会社　秀和システム
　　　　〒135-0016
　　　　東京都江東区東陽2-4-2　新宮ビル2F
　　　　Tel 03-6264-3105（販売）Fax 03-6264-3094
印刷所　三松堂印刷株式会社　　　　Printed in Japan

ISBN978-4-7980-6111-5 C3047